Mark A. Finley und Peter N. Landless

Natürlich glücklich
Das Geheimnis
ganzheitlicher Gesundheit

W0046936

Natürlich glücklich

Das Geheimnis ganzheitlicher Gesundheit

Mark A. Finley und Peter N. Landless

Titel der amerikanischen Originalausgabe:
Health&Wellness, Secrets That Will Change Your Life
Copyright © 2014 by Review and Herald® Publishing Association

Natürlich glücklich – Das Geheimnis ganzheitlicher Gesundheit

Projektleitung: Franz Mössner, Christian Alt
Übersetzung: Frauke Gyuroka, Angelika Kaiser, Sylvia Renz
Fachlektorat: Ruedi Brodbeck, Benjamin Rohde
Korrektorat: Mag. Hans Matschek
Layout/Satz: Pierre Intering
Bildnachweis: Seite 144

© Copyright 2016 der deutschsprachigen Ausgabe
Top Life Wegweiser-Verlag GmbH, Wien
1210 Wien Prager Straße 287
Internet: www.toplife-center.com
e-mail: info@toplife-center.com
ISBN 978-3-903002-07-4
VAN: 020116

Advent-Verlag Zürich
Zweigstelle Krattigen
CH-3704 Krattigen, Leissigenstrasse 17
e-mail: info@advent-verlag.ch
ISBN 978-3-905008-98-2
VAN 3700116

2. Auflage, 2016

Die Bibelzitate sind – falls nichts Anderes vermerkt ist – der Bibel nach der Übersetzung Neues Leben. Die Bibel, © 2002, 2006 SCM Hänssler im SCM-Verlag GmbH & Co. KG, Holzgerlingen, entnommen.
Ansonsten bedeuten:
SLT = Schlachter Übersetzung – Version 2000 © 2003, Genfer Bibelgesellschaft
LB = Die Bibel nach der Übersetzung Martin Luthers (revidierter Text 1984), durchgesehene Ausgabe in neuer Rechtschreibung, © 1999 Deutsche Bibelgesellschaft, Stuttgart.
Hfa = Hoffnung für alle – Die Bibel (revidierte Fassung), © 1983, 1996, 2002 International Bible Society, Brunnen-Verlag, Basel und Gießen.
GNB = Gute Nachricht Bibel, revidierte Fassung, durchgesehene Ausgabe in neuer Rechtschreibung, © 2000 Deutsche Bibelgesellschaft, Stuttgart; hrsg. zusammen mit dem Katholischen Bibelwerk, Stuttgart.

INHALT

WARUM SIE DIESES BUCH LESEN SOLLTEN

*Gesunde Entscheidungen führen
zu einem gesünderen Leben:
Entscheiden Sie sich für das Leben!*

Wir Menschen werden immer älter. Das belegt eine Liste der 100 ältesten Menschen der Neuzeit, auf der die beeindruckenden Altersangaben von 113 bis 122 Jahren verzeichnet sind.[1] Anfang 2014 lebten nur noch sechs dieser über Hundertzehnjährigen, in der Zukunft könnte es jedoch viel mehr der „Uralten" geben. Die Medizin verspricht, die Lebenserwartung der Menschen in den nächsten Jahrzehnten erheblich zu steigern. Bis es so weit ist, können wir unseren Teil dazu beitragen, länger und besser zu leben. Studien mit Zwillingen haben gezeigt, dass die Lebenserwartung eines Menschen nur zu 20 bis 30 % von den Genen abhängig ist, und viele andere Studien haben ergeben, dass die Lebenserwartung stark vom Lebensstil abhängt.[2]

Die moderne Medizin hat zur Verbesserung der Gesundheit ausgeklügelte Verfahren entwickelt. Doch weiß jeder, der die Zahlen kennt, dass die Schlacht noch nicht gewonnen ist. Gesund zu sein ist eine tägliche Herausforderung sowohl für die Regierungen als auch für jeden Einzelnen. Wenn Sie Zahlen mögen, dann haben Sie hier einige Fakten:

- Schätzungen zufolge werden sich die Kosten für Gesundheitsdienstleistungen im Jahr 2015 weltweit auf drei Billionen US-Dollar belaufen. Das macht die Gesundheitsindustrie zum größten Zweig der Weltwirtschaft. In den am meisten industrialisierten Ländern betragen die

Kosten für das Gesundheitswesen mehr als zehn Prozent des Bruttoinlandsprodukts.

- Der weltweite Arzneimittelmarkt setzt jährlich 300 Milliarden US-Dollar um. Die zehn größten Pharmaunternehmen – von denen sechs in den USA und vier in Europa niedergelassen sind – erzielen Umsätze von mehr als 10 Milliarden US-Dollar jährlich, mit Gewinnquoten von über 30 %. Auf der anderen Seite kann die Entwicklung eines einzigen Medikaments mehr als 1,3 Milliarden US-Dollar verschlingen.[3]

- Der Weltgesundheitsorganisation zufolge waren 2006 mehr als 59 Millionen Personen im Gesundheitswesen beschäftigt, darunter 9,2 Millionen Ärzte, 19,4 Millionen Krankenschwestern, -pfleger und Hebammen, 1,9 Millionen Zahnärzte und Zahnarztassistenten, 2,6 Millionen Pharmazeuten und pharmazeutische Assistenten und mehr als 1,3 Millionen weitere spezialisierte Mitarbeiter im Gesundheitswesen. Heute dürften die Zahlen sogar noch höher liegen. Allerdings fehlten damals schon über vier Millionen Ärzte, Krankenschwestern, Hebammen und andere Mitarbeiter.[4]

- Unnötiges Leiden ist noch immer ein gravierendes Problem in unserer Welt, denn nur 10 % derjenigen, die palliative Pflege benötigen, zu der auch die schmerzlindernde Medikation gehört, erhalten sie derzeit.[5]

- Einer Studie der Georgetown University zufolge wird die Gesundheitsindustrie der USA allein bis 2020 etwa 5,6 Millionen neue Stellen schaffen müssen, um dem wachsenden Bedarf gerecht zu werden.[6]

- Eine große Herausforderung unserer Zeit ist die Alterung der Bevölkerung. Weltweit werden die Menschen älter. Schätzungen zufolge wird der Prozentsatz der über 60-Jährigen bis 2050 in den Industrienationen von heute 21 % auf 32 % und in den Entwicklungsländern von 8 % auf 20 % steigen.[7]

Die Gesundheit ist der Traum, den Arme und Reiche gemeinsam haben. Der berühmte Neurochirurg Dr. Ben Carson erinnert sich: „Als Assistenzarzt im John Hopkins-Krankenhaus war ich davon beeindruckt, wie viele hochrangige Patienten ich auf den Stationen sah. Da waren Staatschefs, Mitglieder von Königshäusern und Leiter vieler großer Organisationen. Viele starben an schrecklichen Krankheiten und hätten gerne alle ihre Titel und ihren letzten Cent dafür hergegeben, um ihre Gesundheit wieder zu erlangen. Das zeigt uns, was im Leben wirklich wichtig ist."

Tatsächlich verlieren die meisten Dinge im Leben ohne Gesundheit an Bedeutung. Deshalb sollten wir uns heute entschieden darum bemühen, unsere Gesundheit zu erhalten, und nicht erst anfangen, uns Sorgen darum zu machen, wenn sie in Gefahr ist. Ebenso sollten wir beim Thema Gesundheit nicht nur an die körperliche Dimension denken, sondern auch an die seelischen und geistlichen Aspekte. Es ist unsere Pflicht, alle drei Bereiche in unserem Leben und im Leben aller anderen Menschen auf der Welt zu optimieren. „Als Arzt habe ich immer wieder miterleben dürfen, welche Freude wiedererlangte körperliche und seelische Gesundheit auslöste", erklärt Dr. Carson. „Aber das ist wenig, verglichen mit der Freude über die geistliche Gesundheit, zumal diese eine potenziell ewige Freude ist."

Die Welt ist zu solch einem komplexen, gefährlichen und kranken Ort geworden, dass es heute wichtiger ist als je zuvor, gute Entscheidungen zu treffen. Die beste Strategie, um Problemen vorzubeugen oder sie so gering wie möglich zu halten, besteht darin, Risiken zu meiden und ein sinnerfülltes Leben zu führen. Darin bestehen die Botschaft und das Ziel dieses Buches: Es soll Ihnen helfen, Ihre Lebensqualität zu verbessern.

Wahrscheinlich haben Sie begonnen, dieses Buch zu lesen, weil Sie ein längeres, gesünderes, glücklicheres Leben führen wollen. Das ist ein erhabenes Ziel, denn Sie wurden dazu geschaffen, für immer zu leben. Wenn Sie die Grundsätze und Ratschläge in diesem Buch befolgen, kann dieser Traum wahr werden. Sie verdienen es, gut zu leben und glücklich zu sein.

Außerdem sind wir viel wertvoller, als es auf den ersten Blick scheinen mag. Nehmen wir zum Beispiel den menschlichen Körper. Rechnet man den Wert der chemischen Bestandteile unseres Körpers zusammen, mag man zum Schluss kommen, dass wir nicht viel wert sind. Dennoch schätzt das US-amerikanische Technologie-Magazin Wired, dass der Geldwert von Herz, Lunge, Niere, DNS und Knochenmark eines Menschen sage und schreibe 45 Millionen US-Dollar beträgt.

Als ein vernunftbegabter, denkender und lebendiger Mensch mit der gewaltigen Fähigkeit, zu lieben und die größten Freuden des Lebens zu genießen, besitzen Sie einen weitaus größeren Wert als 45 Millionen US-Dollar! Und darum geht es in diesem Buch.

Hier begeben Sie sich auf eine Entdeckungsreise, die Ihr Leben verändern kann. Die Prinzipien für ein besseres Leben und die praktischen Ratschläge, die Sie in jedem Kapitel entdecken werden, können sich tatsächlich auf Ihre Lebensqualität auswirken. Sie können das Leben voll auskosten und grenzenlose Freude erfahren.

Wenn Sie dieses Buch durchblättern und über Ihre eigene Gesundheit nachdenken, werden Sie wahrscheinlich erkennen, dass Ihnen, um größtmögliche Zufriedenheit in Ihrem Leben zu erlangen, einige positiven Schritte guttun würden. Sie sollten sich allerdings nicht mit zu vielen Veränderungen überfordern, sondern lieber mit einigen kleinen Schritten beginnen. Wenn es Ihnen zum Beispiel gelingt, sich mehr zu bewegen oder weniger Zucker und raffinierte Nahrungsmittel zu essen oder sich mehr auszuruhen, wird Ihre Entschlossenheit zunehmen, und es wird Ihnen immer leichter fallen, gesunde Entscheidungen zu fällen.

Eine gute Gesundheit ist etwas, was wir uns alle wünschen. Doch leider erkennen viele Menschen ihren Wert erst, wenn sie sie verloren haben! Mit diesem Buch haben Sie die Gelegenheit, Ihre Gesundheit und Ihren Lebensstil sorgfältig zu prüfen und nicht nur ein paar schnelle Entschlüsse zu fassen, die schon bald wieder verfliegen. Haben Sie das Gefühl, dass Sie das Beste aus dem Leben mit all seinen Facetten herausholen? Haben Sie in letzter Zeit einen gründlichen Gesundheitscheck gemacht und dabei alle Dimensionen – Körper, Seele, Beziehungen und Geist – berücksichtigt?

Vielleicht meinen Sie, dass Sie Ihre Alltagsaktivitäten wie Essen, Arbeiten und Schlafen recht gut im Griff haben. Aber erfreuen Sie sich wirklicher Lebensqualität? Haben Sie je daran gedacht, dass das Leben vielleicht mehr für Sie bereithalten könnte, als Sie gegenwärtig erleben?

Fortschritte in der Medizin

Im 20. Jahrhundert hat die Medizin viel unternommen, um die allgemeine Gesundheit zu verbessern und die Physiologie und die Krankheitsverläufe besser zu verstehen. Man kann sehen, dass sich eine verbesserte Hygiene und Abwasserentsorgung sowie die regionale Versorgung mit sauberem Trinkwasser positiv auf die Lebensdauer und Lebensqualität von Millionen ausgewirkt haben. Durch Impfungen und Immunisierungen – die zu den kosteneffizientesten Methoden zur Verhütung von Infektionskrankheiten gehören – wurden Ende des 20. Jahrhunderts die Pocken ausgerottet. Die Verbreitung von Polio und Diphtherie wurde stark vermindert. Das Auftreten von Masern, Mumps, Röteln, Tetanus und Diphtherie konnte durch Impfungen um etwa 90 % reduziert werden.

Infektionskrankheiten – also Krankheiten, die durch Bakterien, Viren, Pilze und Parasiten übertragen werden wie Tuberkulose, Malaria, Hepatitis und Ebola – verursachen weltweit immer noch große Probleme. Und HIV und AIDS haben allein 2011 1,7 Millionen Menschenleben gefordert.

Dennoch dürfen die enormen Fortschritte in der Gesundheitsfürsorge nicht geringgeschätzt werden.

Leider haben diese Fortschritte in der Medizin auch eine Kehrseite. Während sich die Regierungen und Experten des Gesundheitswesens darauf konzentriert haben, die Infektionskrankheiten zu behandeln, in den Griff zu bekommen oder auszumerzen, sind die nichtübertragbaren oder durch den Lebensstil bedingten Krankheiten sprunghaft angestiegen. Diese Krankheiten haben sich inzwischen in allen Gesellschaften der Welt breitgemacht, in den Industrienationen ebenso wie in Schwellenländern, bei den Reichen wie den Armen. Sie hängen vor allem mit der Lebensweise zusammen und sind eine enorme Bedrohung für ein gesundes, glückliches und langes Leben. Es ist sehr wahrscheinlich, dass jemand, der Ihnen nahesteht, an Krebs, Herzinfarkt, Schlaganfall, Diabetes oder chronischer Atemwegserkrankung stirbt.

Was ist Ihre Herausforderung?

Vielleicht haben Sie sich bisher immer gut gefühlt, weil Sie nicht rauchen und keinen Alkohol trinken, aber wie sieht es mit Ihrer Ernährung und Ihrem Salzkonsum aus? Die Nahrungsmittel, die wir essen, sind zum großen Teil für die Krankheiten verantwortlich, die wir unseren Lebensgewohnheiten verdanken. Mindestens 40 % aller Todesfälle, die von diesen Krankheiten herrühren, sind die Folge einer Ernährung mit einem hohen Anteil an gesättigten Fettsäuren und Transfetten, Salz, Zucker und schlechten Kohlenhydraten. Wählen Sie Ihre Nahrungsmittel weise und sorgfältig aus und achten Sie im Rahmen Ihres Budgets auf Vielfalt und einen guten Nährwert? Einfache Maßnahmen wie Salz einschränken, kleinere Portionen und mehr Obst und Gemüse essen wirken sich enorm positiv auf Ihre Gesundheit aus. Wenn Sie noch häufig ungesund und unregelmäßig essen, zu viel Salz, Fett, raffinierte Nahrungsmittel oder zu große Portionen zu sich nehmen, sollten Sie wissen, dass sich Ihr Leben wesentlich verbessern kann. Deshalb ist dieses Buch gerade für Sie geschrieben worden.

Für eine optimale Gesundheit brauchen Sie natürlich auch die tägliche Bewegung. Vielleicht sagen Sie: „Ich stehe bei jedem Werbespot im Fernsehen von der Couch auf, um mir etwas zu essen zu holen, und gehe die 30 Meter vom nächsten Parkplatz zum Supermarkt." Aber verfolgen Sie ein regelmäßig eingeplantes, gut durchdachtes Fitnessprogramm?

Gesundheitsexperten raten uns, täglich mindestens 10.000 Schritte zu gehen! Wir sollten jeden Tag mindestens 30 Minuten lang körperlich aktiv sein, damit unser Körper bestmöglich funktioniert. Wenn Sie also stöhnen, dass Sie dafür viel zu beschäftigt sind, aber eigentlich gerne mit einem geeigneten, langfristig durchführbaren Fitnessprogramm beginnen würden, dann lesen Sie weiter.

Wie geht es Ihnen in Ihrem sozialen Umfeld? Haben Sie Freunde, die Ihnen nahe stehen? Gibt es Jugendliche, die Ihren Rat schätzen, oder Menschen in Not, denen Sie helfen? Soziale Unterstützung und die Verbindung zu anderen Menschen und zu Gott tragen ebenfalls zu unserer Gesundheit bei! Vielleicht gibt es in Ihrem Leben zerbrochene Beziehungen, die Heilung benötigen. Dann lesen Sie in diesem Buch weiter! Gott hat einen Plan für Sie, der viel besser ist, als Sie es sich je vorstellen könnten.

Sind Sie glücklich? Wissen Sie, wenn Sie morgens aufwachen, um Sinn und Zweck Ihres Lebens und gehen Sie voller Schwung und mit einem Lächeln auf den Lippen durch den Tag? Oder wird Ihnen das Leben zu viel? Sind Sie besorgt und niedergeschlagen? Liegt die Zukunft dunkel vor Ihnen? Ringen Sie mit düsteren Gedanken, die Ihr Leben sinnlos erscheinen lassen? Haben Sie Angst, zu versagen oder Niederlagen zu erleben? Durch die wissenschaftlichen Fakten, die wir in diesem Buch erkunden, und die allgemein anwendbaren biblischen Grundsätze, die wir entdecken werden, werden Sie erkennen, dass ein glückliches Leben möglich ist.

Dass uns Enttäuschungen, Kummer und Probleme im Leben immer wieder zu schaffen machen, ist etwas, wovon wir in unserer sündigen Welt fast zwangsläufig ausgehen müssen. Aber Gott ist größer als unsere Probleme, Schwierigkeiten und Herausforderungen. Wir mögen schwach sein, doch er ist stark. In Zeiten der Unsicherheit ist er unsere Sicherheit. Wenn wir von Schuld überwältigt zu werden drohen, kann er unser Friede sein. Er ist unsere Weisheit, wenn wir nicht weiterwissen. Wenn wir uns in scheinbar unüberwindbaren Gewohnheiten gefangen fühlen, bietet er uns seine übernatürliche Kraft an, um uns zu befreien. Und wenn wir einsam sind, ist er uns immer nah.

Wenn wir also lähmende Angst verspüren oder von Furcht überwältigt werden, spricht Gottes Wort zu unseren Herzen: „Kommt alle her zu mir, die ihr müde seid und schwere Lasten tragt, ich will euch Ruhe schenken." (Matthäus 11,28) Wenn die Lasten des Lebens unerträglich scheinen, ruft er uns auf, alle unsere Sorgen auf ihn zu werfen, weil er sich um uns kümmert (siehe 1. Petrus 5,7). Wenn die Zukunft ungewiss scheint, erinnert er uns: „Fürchte dich nicht, denn ich bin bei dir. Sieh dich nicht ängstlich nach Hilfe um, denn ich bin dein Gott. Meine Entscheidung für dich steht fest, ich helfe dir. Ich unterstütze dich, indem ich mit meiner siegreichen Hand Gerechtigkeit übe." (Jesaja 41,10)

In Gott finden wir Ruhe und Hoffnung für die Zukunft. Unser liebender himmlischer Vater hat uns einen Plan und Anweisungen dafür gegeben, wie wir gesund und wohlauf sein können – heute, morgen und sogar in Ewigkeit! Unser Dasein hat einen viel tieferen Sinn, als uns nur durch ein paar Jahrzehnte durchzukämpfen und dann zu sterben. Gott möchte, dass wir heute, morgen und in Ewigkeit ein Leben im Überfluss führen.

Gott hat einen über alle Maßen erstaunlichen Plan für Ihr Leben. Es ist sein persönliches Anliegen, Ihnen ein Leben in seiner ganzen Fülle zu geben. Er sehnt sich danach, dass Sie unermessliche Freude erfahren. Jesus hat selbst gesagt: „Ich ... bin gekommen, um ihnen das Leben in ganzer Fülle zu schenken." (Johannes 10,10) Gottes Plan für Sie ist es, dass Sie ein Leben in körperlicher, seelischer, geistiger und geistlicher Ganzheit führen können.

In jedem Kapitel dieses Buches geht es um das Abenteuer, das wirkliche Leben zu entdecken. Wenn Sie die Ratschläge umsetzen, werden Sie positive Veränderungen in Ihrem Leben feststellen. Einige der guten Auswirkungen werden sofort sichtbar werden, aber die meisten werden sich erst allmählich einstellen. Lassen Sie sich nicht entmutigen und geben Sie nicht zu schnell auf! Treffen Sie weiter positive Lebensstilentscheidungen! Sie werden erstaunt sein, was im Laufe der Zeit in Ihrem Leben geschieht.

Ein liebender Gott hat uns mit der Fähigkeit geschaffen, Entscheidungen zu treffen. Unser Wille, die lenkende Kraft tief in uns, ist so mächtig, dass sie imstande ist, Lebensstilveränderungen herbeizuführen. Sie befähigt uns, zu entscheiden, wie wir denken, welche Gewohnheiten wir entwickeln und welche geistlichen Entscheidungen wir treffen. Jüngste medizinische Forschungsergebnisse gehen immer mehr in die Richtung, dass unsere Gene zwar eine Rolle für unseren allgemeinen Gesundheitszustand spielen, dass aber unsere Entscheidungen einen viel größeren Einfluss ausüben und einen viel wichtigeren Faktor darstellen. Unsere Gesundheit ist nicht eine Sache des Zufalls, sondern hat viel mit unseren täglichen Entscheidungen zu tun.

Wenn wir den Entschluss fassen, positive Entscheidungen zu treffen, kommt uns der Heilige Geist zu Hilfe und befähigt uns, die gefällten Entscheidungen umzusetzen. Die ganze Kraft des Himmels steht uns zur Verfügung. Ihre Willenskraft mag durch viele falsche Entscheidungen geschwächt sein, aber es ist nie zu spät, damit zu beginnen, gesunde Entscheidungen zu treffen. Sie können Ihr Leben und Ihre Gesundheit selbst in die Hand nehmen. Veränderungen fangen immer mit einer Entscheidung an. Sie finden statt, wenn wir erkennen, dass wir nicht Opfer der Umstände sind, sondern die Freiheit besitzen, Verantwortung für unsere Gesundheit und unser Glück zu übernehmen. Diejenigen, die sich dafür entscheiden, die Vorschläge in diesem Buch umzusetzen, werden ganz sicher mehr Lebensqualität und Lebensfreude erfahren.

Natürlich hat jede positive Entwicklung ihre Grenzen. Unsere biologischen Gegebenheiten zeigen uns manch unüberwindbare Schranken auf und bestimmen das Ausmaß unserer Möglichkeiten. Aber das Schöne und Wertvolle an diesem Buch ist, dass es mehr bietet, als menschlich erreichbar ist. Sie werden beim Lesen unweigerlich feststellen, dass Sie sich auf eine gnädige, ja höhere Macht verlassen können. Die Erfahrung eines geistlichen Lebens, das aus der Beziehung mit einem liebenden Gott entsteht, kann in Ihrem Leben vieles verändern.

Wir Menschen stoßen an unsere Grenzen, doch die Kraft Gottes ist grenzenlos. Er verhilft den Schwachen durch eine innige Beziehung zu einer ganzheitlichen Gesundung. In diesem Buch wird der ganze Mensch in den Mittelpunkt gestellt – Körper, Seele und Geist. Gott bietet uns ein Leben voller Gesundheit und Wohlergehen an. Er möchte seine Gnade vom Himmel auf uns herabschütten, um damit eine Kluft zu schließen, die wir unmöglich überwinden könnten. Diese Gnade, die Gott in seiner unfassbaren Liebe denen zukommen lässt, die sie nicht verdient haben, ermöglicht die Erfahrung eines Lebens im Überfluss – und das nicht nur hier und heute, sondern in Ewigkeit.

In unserem Leben auf dieser Erde können wir trotz aller Anstrengungen und unseres Bemühens, in Übereinstimmung mit gesunden Richtlinien zu leben, dem Schatten unserer Sterblichkeit nicht entrinnen. Doch wenn ein Mensch seine Hand über die Kluft, die zwischen Gott und uns besteht, ausstreckt, gibt es Hoffnung! Die Liebe rüttelt an den Gitterstäben des todbringenden Kerkers. Die Gräber werden sich am Ende der Gnade beugen müssen. Wenn Sie Ihre Gesundheit verbessern wollen, kann Ihnen die Wissenschaft helfen. Doch wenn Sie ewig leben wollen, dann suchen Sie die Quelle des unvergänglichen Lebens.

1 Siehe http://en.wikipedia.org/wiki/List_of_supercentenarians; und www.grg.org/Adams/E.HTM.

2 Eine interessante Studie über Menschengruppen mit hoher Lebenserwartung findet sich bei Dan Buettner, The Blue Zones: Lessons for Living Longer from the People Who've Lived the Longest (National Geographic Society, Washington, D.C., 2008).

3 Quelle: Weltgesundheitsorganisation, unter www.who.int/trade/glossary/story073/en/. Bezüglich weiterer Zahlen siehe International Federation of Pharmaceutical Manufacturers and Associations, „The Pharmaceutical Industry and Global Health: Facts and Figures 2012", unter www.ifpma.org/fileadmin/content/Publication/2013/IFPMA-_Facts_And_Figures_2012_LowResSinglePage.pdf.

4 Weltgesundheitsorganisation, „Working Together for Health", unter www.who.int/whr/2006/whr06_en.pdf?ua=1.

5 Siehe Weltgesundheitsorganisation, www.who.int/mediacentre/news/releases/2014/palliative-care-20140128/en/. Atlas unter: www.thewpca.org/resources/global-atlasof-palliative-care/.

6 A. P. Carnevale et al., „Healthcare", unter www9.georgetown.edu/grad/gpp/hpi:/cew/pdfs/Healthcare.FullReport.090712.pdf, S. 8.

7 Siehe Weltwirtschaftsforum, „The Future of Pensions and Healthcare in a Rapidly Ageing World: Scenarios to 2030", unter www3.weforum.org/docs/WEF_Scenario_PensionsAndHealth2030_Report_2010.pdf.

Kapitel 1

FÜR ETWAS BESSERES GESCHAFFEN

Ganzheit ist ein Geschenk des Schöpfers:
Streben Sie danach!

Die amerikanische Schriftstellerin Annie Dillard berichtet von einer alten Frau, die ihr in gebrochenem Englisch sagte: „Scheint so, wir sind einfach hier unten hingestellt" „und weiß keiner, warum".[1] Und weiß keiner, warum? Selbst durch die schlechte Grammatik hindurch hört man die immerwährenden Fragen: Wer sind wir? Woher kommen wir? Wie sollen wir leben? Was ist der Sinn unseres Lebens? Es sind wichtige Fragen, denn ohne das Wissen um den Ursprung und Sinn unseres Lebens können wir ebenso wenig ein gesundes, erfülltes Leben führen wie jemand, der meint, dass ein iPad[2] ein Brett zum Radieschen- und Zwiebelschneiden ist und dieses Gerät zu diesem Zweck verwenden will.

Die Menschen haben verschiedene Theorien und Geschichten entwickelt, um den Ursprung des Lebens zu erklären. Eine der ältesten besagt, dass ein Gott einen anderen Gott plattgequetscht hat. Aus dem flachgedrückten Körper des besiegten Feindes wurde die Erde, und jedes Mal, wenn der siegreiche Gott darauf spuckte, entstand ein Mensch. Eine der neuesten Theorien besagt dagegen, dass wir gar nicht existieren, sondern nur Computersimulationen einer superintelligenten Art von Außerirdischen sind.

Zwischen diesen beiden Ansichten gibt es viele andere wie zum Beispiel die von Alex Rosenberg. Der Atheist behauptet, dass wir als bedeutungslose, materielle Einheiten in einem bedeutungslosen, materiellen Universum bestehen. „Was ist der Zweck des Universums? Es gibt keinen. Was ist der Sinn des Lebens? Auch darauf bekommt man dieselbe Antwort."[3]

Wenn die Bedeutungslosigkeit eines rein materialistischen Universums Sie deprimieren sollte, machen Sie sich keine Sorgen, denn laut Rosenberg ist Ihre Depression lediglich eine Anordnung von Neuronen und Chemikalien, die sich mit Medikamenten verändern lassen.

Im Gegensatz zu den verschiedenen Gedankengebäuden und Fabeln darüber, wie wir auf diese Erde gekommen sind, bleibt die biblische Sicht bis heute – trotz endloser Angriffe gegen sie – die einleuchtendste, hoffnungsvollste und praktischste Erklärung des Ursprungs und Sinns des menschlichen Lebens. Und obwohl die biblische Weltsicht die materialistische Perspektive berücksichtigt und sie sogar hochhält, beschränkt sie sich doch nicht darauf, denn das würde wieder darauf hinauslaufen, das iPad als Schneidebrett zu benutzen.

Absichten

Entgegen der in der modernen Wissenschaft vorherrschenden Prämisse, dass das Leben auf der Erde durch Zufall entstanden ist – eine Annahme, die im Grunde genommen auf der Philosophie beruht und nicht auf der Wissenschaft – beschreibt die Bibel die Entstehung des Lebens als aktives Handeln des Schöpfers. Gemäß 1. Buch Mose ist alles zielgerichtet, nichts geschieht zufällig. Wir sind nicht einfach eine zufällige Ansammlung wahllos zusammengewürfelter Chemikalien. Die Formel „Und Gott sprach: Es werde … und es wurde" kommt im Schöpfungsbericht in 1. Mose 1 immer wieder vor und zeugt von direkter, zielgerichteter Absicht. Jede einzelne Zeile widerspricht dem Gedanken, dass alles nur dem Zufall entspringt.

Diese Absichtlichkeit ist besonders bedeutsam, wenn es um den Menschen geht. Statt ihn wie alle anderen Lebewesen durch sein Wort ins Leben zu rufen, formte Gott Adam aus Erde und blies ihm das Leben ein. „Da bildete Gott, der HERR, den Menschen, Staub von der Erde, und blies den Odem des Lebens in seine Nase, und so wurde der

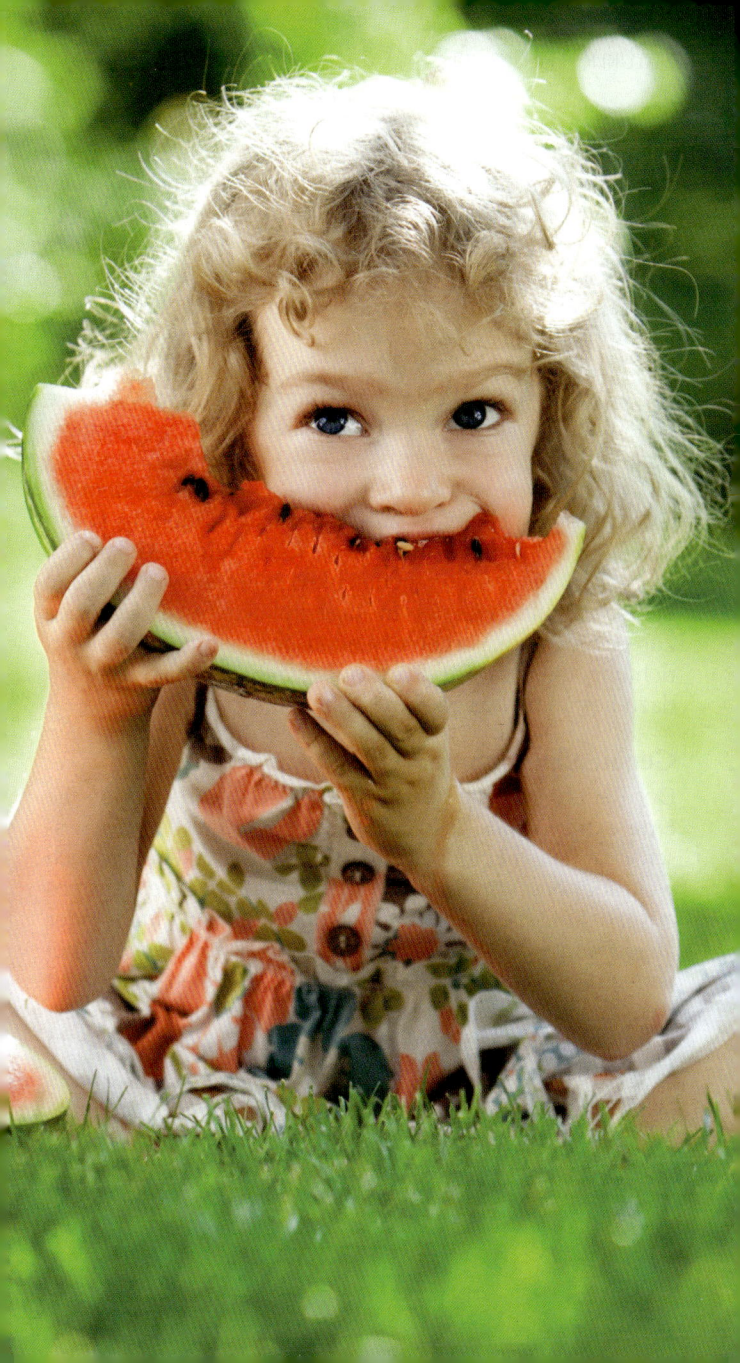

Mensch eine lebendige Seele." (1. Mose 2,7 SLT) Es war unter anderem auch dieser intime Akt, der den Menschen zum einzigen Wesen machte, das „nach dem Bild Gottes" geschaffen wurde (1. Mose 1,27).

Die Schöpfung gipfelte in der Erschaffung des Menschen, als wäre alles, was in den fünf vorigen Tagen geschah, nur für ihn gemacht worden. Nachdem Gott am sechsten Tag den Menschen geschaffen hatte, ruhte er am siebten (siehe 1. Mose 2,2), weil sein Werk abgeschlossen war: „So wurde die Schöpfung des Himmels und der Erde mit allem, was dazugehört, vollendet." (1. Mose 2,1)

Die christliche Autorin Ellen White schrieb: „Nachdem die Erde mit ihrem Überfluss an Pflanzen und Tieren ins Leben gerufen worden war, schuf Gott als Krone seines Werkes den Menschen, für den die schöne Erde bereitet worden war. Ihm übergab er alles, was dessen Auge erblickte."[4] Im Gegensatz zur gegenwärtig vorherrschenden philosophischen Denkrichtung, die besagt, dass wir nur zufällig da sind, waren wir dazu bestimmt, hier zu sein.

Genau abgestimmte Verhältnisse

Der Bericht im ersten Buch Mose lehrt zwar, dass Gott die Erde extra für uns geschaffen hat, doch die jüngsten wissenschaftlichen Entdeckungen haben diese Erkenntnis noch weit über unseren Planeten hinaus auf den ganzen Kosmos ausgedehnt. Sie bringen zahlreiche, genau aufeinander abgestimmte physikalische Konstanten zum Vorschein, bei denen nicht die geringste Abweichung auftreten darf, damit das Leben auf dieser Erde möglich ist. Wenn sich das Verhältnis zwischen Elektromagnetismus und Gravitation nur um $1:10^{40}$ änderte, würde es keine Menschen auf unserer Erde geben. Was bedeutet $1:10^{40}$? Der Mathematiker John Lennox greift das Beispiel des Astrophysikers Hugh Ross auf[5]: Wenn man Amerika mit Münzstapel bedecken würde, die bis zum Mond reichen (eine Entfernung von 380.000 Kilometern), das

Gleiche noch mit einer Milliarde von Kontinenten gleicher Größe täte, eine Münze rot anmalen, sie irgendwo in einen der Milliarden Stapel legen und jemanden mit verbundenen Augen auffordern würde, die Münze herauszusuchen, dann wäre die Wahrscheinlichkeit, dass die Münze gefunden würde, $1:10^{40}$."

Zahlreiche andere genau aufeinander abgestimmte Faktoren im Kosmos wie zum Beispiel die Entfernung der Erde von der Sonne, die Geschwindigkeit der Erdumdrehung, das Energieniveau von Kohlenstoffatomen und die Wachstumsrate des Universums mussten ganz exakt passen, damit der Mensch geschaffen werden konnte. Wissenschaftler bezeichnen diese erstaunlichen Verhältnisse als „anthropische Koinzidenzen"[6] oder „Zufälle", denn was sonst können sie sein, wenn man trotz der unglaublichen Zahlen einen Schöpfer ausschließt?

Dennoch tragen diese genau abgestimmten Verhältnisse, die fälschlich als Zufälle bezeichnet werden, dazu bei, das, was das 1. Buch Mose lehrt, nämlich dass wir in einer Schöpfung leben, die auf uns vorbereitet war, zu bestätigen. Dieser Gesichtspunkt ist wichtig, weil es für unsere Gesundheit und unser allgemeines Glück grundlegend wichtig ist, dass wir einen Sinn und Zweck in unserem Leben sehen. Der bekannte Neurologe, Psychiater und Holocaust-Überlebende Viktor Frankl argumentierte, dass wir Menschen in unserem Inneren einen Sinn für unsere Existenz finden müssen, weil wir sonst ohne Hoffnung leben würden, die Hoffnung aber entscheidend für das Wohl des Menschen ist.

In 1. Mose erfahren wir also, dass wir nicht bloß „chemischer Abschaum"[7] sind, sondern Geschöpfe, die nach dem Bild Gottes erschaffen wurden, dessen Charakter wir widerspiegeln sollen. Im Staunen über Gottes Kraft und Güte werden wir wachsen und reifen und diese Kraft und Güte immer mehr zum Ausdruck bringen. Weil es einen Grund dafür gibt, dass wir erschaffen wurden, finden wir Sinn und

Zweck, Gesundheit und Wohlergehen darin, dass wir Gottes Absichten und Wünsche für uns herausfinden und befolgen.

Ganzheitlichkeit

Das 1. Buch Mose lehrt nicht nur, dass wir bewusst erschaffen wurden, sondern auch, was wir sind. In der Antike herrschte überwiegend die heidnische Vorstellung, dass Körper und Geist zwei getrennte Einheiten bilden und der Körper schlecht, der Geist hingegen gut sei. Die Bibel dagegen lehrt, was manche als „umfassende Ganzheitlichkeit" bezeichnen, nämlich, dass alle Elemente des menschlichen Seins – Körper, Seele und Geist – eine Einheit bilden und das eine nicht ohne das andere besteht. Als Gott Adam den Lebensatem einhauchte, heißt es in der Bibel nicht, dass Adam eine Seele erhielt, als wäre sie eine von ihm getrennte Instanz. Vielmehr heißt es, dass Adam eine „lebendige Seele" *(nephesch chajjah)* wurde (vgl. 1. Mose 2,7 SLT). Eine lebendige Seele war das, was er war, nicht, was er besaß. Interessanterweise verwendet die Bibel den gleichen Ausdruck auch für die Tiere: „Und Gott schuf die großen Meerestiere und alle lebenden Wesen *[nephesch chajjah]*, die sich regen, von denen das Wasser wimmelt." (1. Mose 1,21 SLT, siehe auch V. 24) Obwohl sich Adam in vielfacher Hinsicht von den Walen und Schildkröten unterschied, war er wie sie eine lebende Seele.

Dieses Verständnis kann uns vor zwei Extremen bewahren. Das erste ist ein Dualismus, der das Geistliche über das Körperliche stellt, bis hin zur Abwertung des Körperlichen als böse. Angefangen vom ersten Buch Mose, in dem Gott die erschaffene Erde als „sehr gut" bezeichnete (1. Mose 1,31), würdigt die Bibel die physische Welt als Produkt der Schöpferkraft Gottes. Auch der menschliche Körper – wenngleich von der Sünde geprägt – ist das Schöpfungswerk Gottes und soll als solches geachtet werden. „Oder wisst ihr nicht, dass euer Leib ein Tempel des Heiligen Geistes in euch ist, der in euch lebt und euch von Gott geschenkt wurde? Ihr gehört nicht euch selbst." (1. Korinther 6,19) Der Gedanke, dass unser Körper schlecht ist und das Gefängnis für eine ewige, reine Seele darstellt, die sich nach Befreiung sehnt, ist eine heidnische Vorstellung, die nicht nur eine ungerechtfertigte Teilung der menschlichen Natur vornimmt, sondern einem fundamentalen, wesentlichen Bereich des Menschen seine Bedeutung abspricht.

Das zweite und entgegengesetzte Extrem leugnet überhaupt alles Geistliche – wie man bei Alex Rosenberg sieht – und beschränkt die Wirklichkeit, einschließlich aller Aspekte des Menschseins, lediglich auf in Bewegung befindliche Moleküle. Das ist auch die philosophische Grundannahme, auf der ein großer Teil der modernen Wissenschaft beruht.

Die biblische Sicht, welche die Tatsache und Bedeutung der Einheit von Körper, Seele und Geist betont, wird besonders wichtig, wenn es um das Streben nach Gesundheit, Heilung und Glück geht. Körper und Geist sind untrennbare Einheiten des Menschen, und jedes Programm, das ein erfülltes Leben verspricht, muss allen Facetten unseres faszinierenden und komplizierten Seins gerecht werden. Die Gesundheit umfasst jeden Bereich des menschlichen Lebens. Bei guter Gesundheit zu sein bedeutet, geistig wach, emotional ausgeglichen, körperlich fit und geistlich in Harmonie mit unserem Schöpfer zu sein. Es betrifft also unseren Geist, unsere Gefühle, unseren Körper und unsere geistige Natur und ist viel mehr, als nur nicht krank zu sein.

Das Wunder des Lebens

Die Komplexität unseres Seins veranlasste den Psalmisten zu den Worten: „Herr, ich danke dir dafür, dass du mich so wunderbar und einzigartig gemacht hast!" (Psalm 139,14 Hfa) Woher konnte König David – wohlgemerkt ein König und kein Physiologe – wissen, dass er „wunderbar und einzigartig" gemacht war? Der Mann schrieb diese Worte vor fast 3000 Jahren, lange bevor es Mikroskope und Röntgenapparate gab – ganz zu schweigen von CT und MRT. David hatte keine Ahnung davon, was eine Zelle ist, geschweige denn von ihrem fantastisch komplizierten Aufbau. Was wusste er schon von einer Zellreproduktion oder Proteinsynthese? Er hätte ein Protein nicht einmal erkennen können.

David hatte noch nie etwas von einer DNS gehört. Er konnte ganz sicher nicht verstehen – wie wir eigentlich auch nicht – wie in einem einzigen Menschen 20 Billionen Meter DNS vorhanden sein können und dass ein kompletter Gen-Satz, das Genom, annähernd 3,5 Milliarden Basenpaare hat. Was wusste er schon darüber, wie weiße Blutkörperchen gegen Eindringlinge kämpfen, oder über die Kaskade von Blutgerinnungsfaktoren, die unser Blut stocken lässt?

Dennoch wusste er genug, um zu erkennen, welch ein Wunder das menschliche Leben ist, genug, um Gott zu preisen, der dieses Leben erschaffen hat.

Unversehrtheit in einer kaputten Welt

Wie wunderbar wir auch gemacht sein mögen, wir sind sündige Menschen in einer sündigen Welt, wie wir in 1. Mose 3 lesen. Als solche sind wir anfällig für Krankheiten, Schmerzen und den Tod. Letztendlich wird uns nur die Erlösung, die wir in Jesus finden und die ihren Höhepunkt in seiner Wiederkunft hat, völlige Wiederherstellung und Heilung bringen. Bis dahin ist „unsere erste Pflicht gegenüber Gott und unseren Mitmenschen … unsere persönliche Weiterentwicklung. Jede Fähigkeit, mit der uns der Schöpfer ausgestattet hat, sollte bis zum höchsten Grad der Vollkommenheit ausgebildet werden, damit wir möglichst viel an Gutem bewirken können. Deshalb ist die Zeit gut eingesetzt, die der Förderung und Erhaltung der körperlichen und geistigen Gesundheit dient."[8]

Ohne Frage hatte die alte Frau im Gespräch mit Annie Dillard recht: Wir sind „hier unten hingestellt". Aber ihre Aussage: „und weiß keiner, warum" trifft überhaupt nicht zu. Wir wissen, warum. Wir wurden „hier unten hingestellt", denn Gott „hat uns geschaffen und wir gehören ihm", wie es in Psalm 100,3 heißt. Ja, Gott hat uns gemacht, er formte Adam aus „Staub vom Erdboden", blies ihm Leben und Bewusstsein ein, sodass er eine lebendige Seele wurde. Gott rief uns aus einem guten Grund ins Leben: Damit wir uns dieses Lebens in all seiner Fülle und seinem Reichtum erfreuen und die Liebe Gottes in ihrer ganzen Schönheit erfahren. In jedem Herzen gibt es diese schmerzliche Leere, die nur Gott füllen kann. Wenn er diese Leere in unserem Inneren füllt, wird er zu unserem wahren Lebenssinn, und unsere Freude ist vollkommen.

Unser Leben ist ein Wunder, ein kostbares Geschenk. Das wird besonders dann deutlich, wenn wir in Gefahr stehen, es zu verlieren. Wie alle kostbaren Geschenke sollten wir unser Leben wertschätzen und gut dafür sorgen. Dazu gehört auch, dass wir unser Bestes tun, um das, was unser Leben ausmacht – Körper, Seele und Geist – nach dem Bild Gottes zu entwickeln und zu erhalten. Wir sind Verwalter der Gabe des Lebens. Es gibt kein kostbareres Geschenk und keine wichtigere Aufgabe, als ein Leben in größtmöglicher Gesundheit zu führen, mit dem wir unseren Schöpfer ehren und anderen dienen.

1 Annie Dillard, „The Annie Dillard Reader", HarperCollins, New York, 1994, S. 281.

2 Ein iPad ist ein Tablet-Computer der US-amerikanischen Firma Apple. Es ist kleiner als ein Laptop und wird nicht durch eine Tastatur, sondern durch das Berühren der Icons und verschiedene andere Gesten auf dem Bildschirm bedient.

3 Alex Rosenberg, „The Atheist's Guide to Reality: Enjoying Life without Illusion", W. W. Norton, New York, 2011, S. 2.

4 Ellen G. White, „Patriarchen und Propheten", S. 20.

5 John Lennox, „God's Undertaker: Has Science Buried God?", Kindle-Ausgabe, S. 71.

6 Griechisch anthropos „Mensch" und lateinisch con „mit" und incidere „einfallen": das Zusammentreffen zweier Ereignisse.

7 Stephen Hawking, zitiert in David Deutsch, „The Fabric of Reality: The Science of Parallel Universes – and Its Implications", Penguin, New York, 1997, S. 177-178.

8 Ellen G. White, „Ein Tempel des Heiligen Geistes", Advent-Verlag Lüneburg, 1996, S. 151.

Kapitel 2

ERNÄHRUNG
FÜR DAS GANZE LEBEN

Gesundes Essen stärkt einen gesunden Körper:
Genießen Sie es!

Nehmen wir einmal an, Sie hätten gerade Ihr Traumauto gekauft: einen Porsche Panamera, einen Mercedes-Benz S-Klasse oder einen Audi A 8. Hand aufs Herz: Würde es Ihnen in den Sinn kommen, den minderwertigsten Treibstoff zu tanken, nötige Ölwechsel zu vernachlässigen oder die vom Hersteller empfohlenen Inspektionen und Wartungstermine zu versäumen? Sicher nicht! Wenn Sie gerade um die 90.000,– EUR für eine Luxuslimousine ausgegeben hätten, würden Sie sehr sorgfältig darauf achten, sie in einem Topzustand zu erhalten.

Der menschliche Körper ist viel schöner, komplexer und noch feiner abgestimmt als jedes Auto der Welt. Unser Körper ist ein Wunder unendlicher Ingenieurskunst. Denken wir nur an das Wunder einer einzigen Zelle, an die Vielgestaltigkeit des Gehirns, an die Feinheiten des Herzens oder das göttliche Wunder der Geburt. Wenn wir die sorgsame Gestaltung des menschlichen Körpers betrachten, kommen wir aus dem Staunen nicht mehr heraus. Ein liebender Schöpfer hat alles Erdenkliche getan, um uns zu erschaffen. Unser Körper braucht daher – wie eine Luxuslimousine – den bestmöglichen Treibstoff als Energie für das Leben. Dieser kommt von unserem Essen. Wenn die Luxuslimousine keinen Superkraftstoff bekommt, verringert sich die Reichweite, die Leistung lässt nach und der Motor läuft nicht so ruhig. Ebenso ist auch unser Körper ohne die richtige Ernährung nicht wirklich funktionstüchtig.

Eine ausgewogene Ernährung besteht aus den besten Lebensmitteln und liefert wichtige Nährstoffe, die wir für Wachstum, Erhaltung und Energie brauchen. Wenn wir Nahrungsmittel von geringer Qualität wählen oder nicht genug von den besten Lebensmitteln zu uns nehmen, leidet unser Körper. Wenn wir zu viele raffinierte Nahrungsmittel essen, kann das leicht zu Übergewicht und Nährstoffmangel führen. Unser Schöpfer sorgt sich um unsere Gesundheit – und das sollten wir auch tun. Der Apostel Johannes hat Gott sicher aus dem Herzen gesprochen, als er sagte: „Mein Lieber, ich wünsche, dass es dir in allen Dingen gut gehe und du gesund seist, so wie es deiner Seele gut geht." (3. Johannes 2, LB)

Uns um unseren Körper zu kümmern ist keine zusätzliche Aufgabe, die wir noch nebenher „erledigen". Es ist vielmehr Gottes grundlegender Plan für unser Leben. Aber bitte nicht missverstehen: Wir können uns nicht in den Himmel essen. Wir sind allein aus Gnade erlöst (siehe Epheser 2,8). Dennoch kann es sein, dass wir Gottes Absicht für unser Leben nicht völlig ausleben, weil unsere schlechten Essgewohnheiten zu frühzeitiger und vermeidbarer Krankheit und zum Tod führen können. Machen wir uns nichts vor: Was wir essen, ist wichtig.

Verstehen, was „gute Ernährung" bedeutet

Wir „betanken" unsere Körper durch die Lebensmittel, die wir zu uns nehmen. Sie liefern uns die Nährstoffe, die für ein gesundes und produktives Leben nötig sind. Die Verdauung ist der hochkomplexe Vorgang, bei dem unser Essen in seine einzelnen Bestandteile zerlegt wird, sodass unser Körper diese aufnehmen und sie zur Lebenserhaltung nutzen kann. Dieser Ablauf beginnt im Mund, setzt sich im Magen fort, geht über in den Dünndarm und endet schließlich im Dickdarm.

Die Nährstoffe, die unser Körper braucht, können wir in folgende Kategorien einteilen:

- **Kohlenhydrate:** In einer Ernährung mit „Superkraftstoff" sollte der größte Teil an Kohlenhydraten von nährstoffreichen, naturbelassenen Lebensmitteln wie Vollkorn, Hülsenfrüchten, Obst und Gemüse kommen.

- **Eiweiß:** Jede Körperzelle enthält Eiweiß. Es ist wichtig für die Regeneration und das Wachstum der verschiedenen Gewebe. Obwohl fast alle Nahrungsmittel zumindest etwas Eiweiß enthalten, sind auch tierische Produkte wie Milch und Eier recht gute Eiweißquellen, wenn auch nicht die einzigen. Hülsenfrüchte wie zum Beispiel Bohnen enthalten ausgezeichnetes Eiweiß.

- **Fett:** Fette sind konzentrierte Energiequellen. Oft nehmen wir zu viel Fett zu uns, weil wir den Geschmack mögen, den Fett unserem Essen verleiht. Viele Leute essen lieber Pommes frites als gekochte Kartoffeln. Der mäßige Verzehr von Nüssen liefert hingegen qualitativ sehr hochwertige Fette. Der Körper braucht solche Fette, um fettlösliche Vitamine aufnehmen zu können.

- **Vitamine:** Vitamine sind wesentliche organische Bestandteile der Ernährung. In kleinen Mengen brauchen wir sie für ein normales Wachstum und die tägliche Arbeit. Die meisten kommen von Natur aus in verschiedenen Lebensmitteln vor. Manche sind fettlöslich und andere wasserlöslich. Wenn wir nicht genügend zu uns nehmen, kann das zu Mangelerscheinungen führen.

- **Mineralstoffe:** Diese anorganischen Nahrungsbestandteile sind für unsere Gesundheit unverzichtbar. Wir können sie leicht über tierische oder pflanzliche Lebensmittel zu uns nehmen. Zu wenig davon kann zu Mangelerscheinungen führen.

- **Antioxidantien und sekundäre Pflanzenstoffe:** Inzwischen kennen Wissenschaftler hunderte dieser Stoffe, die den Körper vor Krankheiten und manchen Alterserscheinungen schützen. Sie sind vor allem in Vollkornerzeugnissen, Obst, Gemüse und Nüssen enthalten.

Um sich guter Gesundheit zu erfreuen, müssen alle diese Kategorien in unserer Ernährung vorhanden sein. Das Geheimnis liegt in ihrer Kombination.

Reichhaltige Ernährung durch einen einfachen Speiseplan

Was ist die beste Ernährung für eine optimale Gesundheit? Denken Sie an die Ernährung, die Gott unseren ersten Eltern im Garten Eden bereitete! Im ersten Buch Mose, dem ersten Buch der Bibel, bietet uns der Schöpfer selbst ein Menü für unsere Gesundheit an: „Und Gott sprach: Seht her! Ich habe euch die Samen tragenden Pflanzen auf der ganzen Erde und die Samen tragenden Früchte der Bäume als Nahrung gegeben." (1. Mose 1,29) Die ursprüngliche Ernährung, die unser Schöpfer vorschlug, war rein pflanzlich. Als Adam und Eva den Garten verließen, fügte der Herr noch „das Kraut auf dem Felde" (1. Mose 3,18 LB) beziehungsweise das Wurzelgemüse zu ihrer täglichen Kost hinzu. Wenn wir unsere Ernährung auf Lebensmittel aufbauen, die wir sorgfältig und in geeigneten Mengen aus der Palette des göttlichen Speiseplans auswählen, bekommen wir alle Nährstoffe, die wir benötigen.

- **Getreide und Körner:** Sie sollten die Grundlage unserer Nahrung bilden. Dazu gehören Vollkornbrot, Nudeln, Reis und Mais. Naturbelassene – also keine raffinierten (weißen) – Produkte sind reich an Ballaststoffen, komplexen bzw. guten Kohlenhydraten und einer ganzen Reihe von Vitaminen und Mineralstoffen.
- **Obst und Gemüse:** Diese Nahrungsmittel gibt es in jeder Farbe, Geschmacksrichtung und Konsistenz. Sie sind die größte Quelle für sekundäre Pflanzenstoffe, Antioxidantien, Vitamine und Mineralien, die eine schützende Wirkung aufweisen. Es mag sein, dass viele Menschen lieber Obst als Gemüse essen, doch wir brauchen ein gutes Gleichgewicht von beiden. Die dunkelsten Vertreter

dieser Gruppe haben oft den größten Anteil an sekundären Pflanzenstoffen und Antioxidantien.

- **Hülsenfrüchte, Nüsse und Samen:** Hülsenfrüchte wie Bohnen, Erbsen und Linsen sind eine hervorragende Eiweißquelle und liefern außerdem noch Mineralien, Vitamine und andere schützende Bestandteile. Nüsse und Samen liefern wichtige Fette. Da sie allerdings auch viele konzentrierte Kalorien enthalten, sollte man davon nur ein bis zwei Portionen pro Tag essen. Nichtvegetarier schließen auch Fisch, Geflügel und Fleisch als gute Eiweißquellen mit ein, doch sollten diese, wenn überhaupt, nur in geringen Mengen verzehrt werden. Manche entscheiden sich dafür, Milchprodukte und Eier in ihre Ernährung aufzunehmen. Man sollte sich allerdings bewusst sein, dass alle tierischen Produkte einen hohen Cholesteringehalt aufweisen, was zu koronarer Herzerkrankung beitragen kann. Obwohl tierische Nahrungsquellen viele wichtige Nährstoffe liefern wie Kalzium und Vitamin B_{12}, bergen sie leider auch Gesundheitsrisiken in sich. Vitamin B_{12} ist nur in tierischen Erzeugnissen zu finden und beugt perniziöser Anämie* und neurologischen Störungen vor. Außerdem trägt es zur normalen Zellteilung bei. Es ist wichtig, dass Menschen, die sich gegen den Verzehr von Tierprodukten entscheiden, genug Nahrungsmittel konsumieren, die mit Vitamin B_{12} angereichert wurden bzw. dass sie dieses Vitamin regelmäßig in Form von Nahrungsergänzungsmitteln, Vitaminpräparaten oder in besonderen Fällen sogar durch Spritzen bzw. Infusionen zu sich nehmen.
- **Fett, Öl, Süßigkeiten und Salz:** Unser Körper braucht diese Lebensmittel nur in kleinen Mengen. Während essentielle Fettsäuren und Salz für eine optimale Gesundheit sehr wichtig sind, können sie in zu hohen Mengen schwere Gesundheitsschäden bewirken. Jod ist ein notwendiges Spurenelement, das in jodiertem Speisesalz, Meersalz, Algen oder Nahrungsergänzungsmitteln enthalten ist. Für

---

* Blutarmut, die auf einen Mangel an Vitamin B_{12} zurückzuführen ist.

unsere Gesundheit brauchen wir keinen raffinierten Zucker, aber kleine Mengen verbessern den Geschmack mancher Speisen. Ernährungswissenschaftler wissen heute, dass pflanzliche Lebensmittel die Grundlage eines gesundheitsbewussten Speiseplans bilden sollten, um bei guter Gesundheit zu bleiben und Krankheitsrisiken zu verringern. Einer der wichtigsten Schlüssel für eine ausgewogene pflanzliche Ernährung besteht darin, viele verschiedene Lebensmittel auszuwählen, die die Ernährung durch Farbe, Konsistenz und Geschmack interessant gestalten. Solche Kost ist am besten, wenn sie so naturbelassen wie möglich ist: nicht raffiniert oder industriell verarbeitet. Vollwertige Lebensmittel sollten das Ziel sein.

Ebenso erkennt die Medizin heute die Vorteile einer vegetarischen Ernährung. Eine auf Pflanzen beruhende, vegetarische Kost ist:
- *fettarm,* besonders hinsichtlich der gesättigten Fettsäuren
- arm an *raffiniertem Zucker*
- *cholesterinfrei* (bei einer rein pflanzlichen Ernährung)
- *ballaststoffreich*
- reich an *sekundären Pflanzenstoffen, Antioxidantien* etc.
- reich an *Vitaminen* und *Mineralstoffen*

Nachdem wir die Vorteile bestimmter Lebensmittelkategorien und besonders einer vegetarischen Ernährung besprochen haben, wenden wir uns nun der Frage zu, was man bei der Nahrungsauswahl beachten sollte.

Richtlinien für die Auswahl gesunder Nahrungsmittel

Eine gesunde Ernährung beginnt mit Entscheidungen für gesunde Lebensmittel. Hier sind einige einfache Regeln:
- **Vielfalt:** Die wichtigste Regel für eine gesunde Ernährung ist eine breite Palette von Nahrungsmitteln. Dadurch wird eine große Bandbreite an Nährstoffen abgedeckt, die für

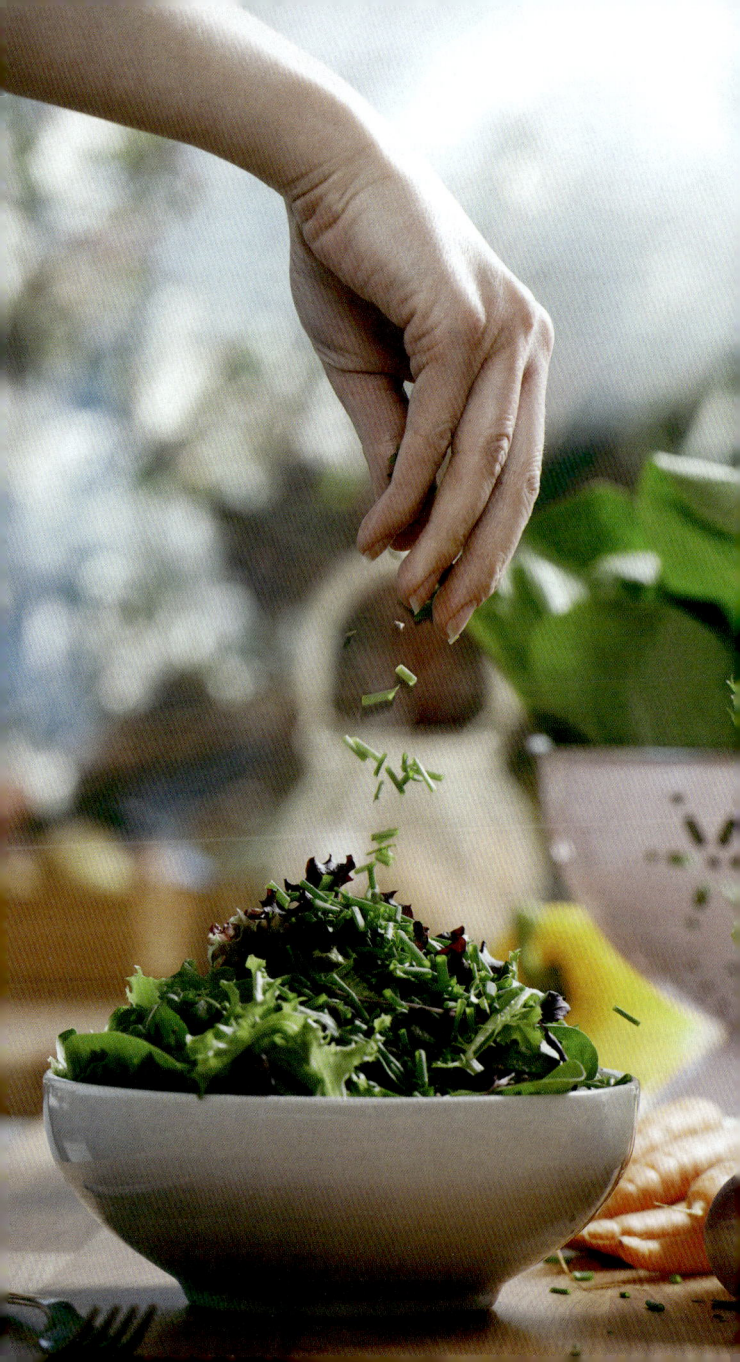

einen gesunden Körper sorgen. Außerdem trägt es zur Freude am Essen bei, wenn Beschaffenheit, Geschmack und Farbe der Nahrungsmittel abwechseln.

- **Qualität:** Die Lebensmittel sollten überwiegend vollwertig und nicht raffiniert sein. Vollwertige Nahrung ist reich an Nährstoffen, nicht an Kalorien.
- **Mäßigkeit:** Einige wichtige Bestandteile einer gesunden Ernährung sollten wir nur in kleinen Mengen zu uns nehmen. Unser Körper braucht sowohl ein ausreichendes Maß an essentiellen Fettsäuren als auch geringe Mengen an Salz für unseren Elektrolythaushalt. Weil Fettleibigkeit weltweit ein wachsendes Problem darstellt, sei angemerkt, dass man selbst von guten Dingen zu viel essen kann. Um ein gesundes Gewicht zu halten, müssen wir die Energie, die wir zu uns nehmen, abstimmen mit derjenigen, die wir bei körperlicher Aktivität verbrennen.
- **Vermeiden:** Raffinierte Nahrungsmittel, denen der Großteil an Nährstoffen entzogen wurde, sollten genauso wie Getränke, die keine Nährstoffe enthalten (zum Beispiel Kaffee, Limonaden oder Alkohol), vermieden werden.

Manche Menschen essen so, als würden sie nicht glauben, dass sich ihre Ernährung irgendwie auf ihr Leben auswirkt. Aber sie tut es. Dr. Gary Fraser, ein angesehener Herzspezialist und Forscher, erklärt, wie sich die Auswahl unserer Nahrung und unser Lebensstil auf eine lange Lebensdauer und die Lebensqualität auswirken: „In meiner Laufbahn als Wissenschaftler und Arzt wurde mir schon sehr früh klar, wie viel besser es ist, den Krankheiten vorzubeugen, als aufgetretene Krankheiten zu behandeln. Wegen der hohen Kosten, der zeitweiligen Beschwerden und der ungewissen Heilungsaussicht setzt die moderne Medizin, trotz ihrer großen Fortschritte, mit der Behandlung von Krankheiten nicht an der richtigen Stelle an, um Krankheiten in den Griff zu bekommen. Meine Kollegen und ich hatten die Möglichkeit, Daten zu sammeln, anhand derer wir in gründlicher, wissenschaftlicher Weise den Wert einer vegetarischen Ernährung untersuchen konnten. Nach vielen Jahren des Forschens ist klar, dass eine pflanzliche Ernährung viel mehr Vorteile birgt als eine Ernährung, die viel Fleisch enthält, wie sie in den USA und anderen industrialisierten Teilen der Welt üblich ist."

„Heute wissen wir", fährt Dr. Fraser fort, „und haben die Belege in medizinischen Fachzeitschriften veröffentlicht, dass Menschen, die sich vegetarisch ernähren, im Vergleich zur Bevölkerung, die nicht vegetarisch lebt, niedrigere Cholesterinwerte (LDL) haben, weniger unter Bluthochdruck leiden und bessere Zucker- und CRP-Werte* aufweisen. Sie leiden weniger unter Diabetes und Fettleibigkeit. Darüber hinaus lässt sich nachweisen, dass die Sterblichkeit einer vegetarisch lebenden Bevölkerung im Vergleich zu Menschen, die sich nicht vegetarisch ernähren, etwas niedriger ist, insbesondere was Todesfälle durch Herzkranzgefäßerkrankungen und Diabetes beziehungsweise Nierenkrankheiten betrifft. Auch die Häufigkeit von bestimmten Krebsarten scheint bei Vegetariern niedriger zu sein."

Eine großangelegte Studie von Dr. Fraser an 34.000 kalifornischen Adventisten** in den 1980er und 1990er Jahren zeigte, dass adventistische Männer mehr als sieben und adventistische Frauen mehr als vier Jahre länger lebten als ihre nichtadventistischen Nachbarn. Damit gehören die kalifornischen Adventisten zu den langlebigsten Bevölkerungsgruppen. Die Zeitschrift National Geographic nennt die Stadt Loma Linda im US-Bundesstaat Kalifornien – deren Bevölkerung sich zu einem großen Teil aus Adventisten zusammensetzt – die „Blaue Zone" Amerikas. Dieser Begriff steht für Gebiete, in denen die Menschen außergewöhnlich lange leben. „Ein weiterer wichtiger Aspekt, den wir im Zuge dieser Studie herausgefunden haben", so Fraser, „ist die Tatsache,

---

* C-reaktives Protein, ein Eiweiß, das im Zusammenhang mit Entzündungen auftritt.
** Eine christliche Glaubensgemeinschaft, die einen gesunden Lebensstil und eine gesunde Ernährungsweise pflegt.

dass Adventisten in ganz Amerika in jedem Alter eine größere körperliche und geistige Lebensqualität aufweisen als ihre nichtadventistischen Altersgenossen. Es scheint also, dass die zusätzlichen Lebensjahre grundsätzlich auch qualitativ gute Jahre sind."

Dr. Frasers Beobachtungen bringen zum Ausdruck, was wir uns wünschen. Wir alle möchten gerne „qualitativ gute Jahre" erleben. Wir wollen nicht nur alt, sondern „gesund" alt werden. Was würden ein paar Jahre mehr bringen, wenn es schlechte, schmerzvolle Jahre wären?

Ganz abgesehen von der körperlichen Gesundheit lehrte Jesus: „Der Mensch braucht mehr als nur Brot zum Leben. Er lebt auch von jedem Wort, das aus dem Munde Gottes kommt." (Matthäus 4,4) Gottes Wort gibt uns die Hoffnung und den Mut, uns selbst den schwersten Herausforderungen des Lebens zu stellen. Es schenkt uns neuen Frieden und ein Ziel für unser Leben.

Tief in unserer Seele sehnen wir uns danach, den Sinn und Zweck unseres Lebens zu erfahren. Wie wir bereits gesehen haben, offenbart uns die Bibel, woher wir kommen, warum wir hier sind und wohin wir gehen. Sie sagt uns, dass wir von einem liebenden Gott geschaffen wurden, der sich mehr um uns kümmert, als wir uns das vorstellen können. Er ist ein Gott, der uns niemals verlässt oder aufgibt, sondern sich noch mehr als wir selbst danach sehnt, dass wir einmal bei ihm im Himmel sind. Die Bibel beschreibt einen Gott, der ein Festmahl für uns vorbereitet, das schon bald beginnen wird. Bis es so weit ist, lädt er uns ein, schon hier gut für unseren Körper zu sorgen, in der Vorfreude auf das Leben mit ihm auf der neugeschaffenen Erde. Entscheiden Sie sich deshalb dafür, Ihren Körper Gott zu weihen und ihn mit dem, was Sie essen und trinken, zu ehren. Sie dürfen sich darauf freuen, eines Tages ein fürstliches Festmahl vor dem Thron Gottes in seinem Königreich zu genießen.

Kapitel 3

SIND SIE GEFÄHRDET?

*Übergewicht und Adipositas sind für viele Krankheiten
verantwortlich. Sie braucht es allerdings nicht zu treffen:
Verstehen Sie das?*

Johannes war müde und kurzatmig. Selbst die einfachsten
Tätigkeiten wie eine Runde ums Haus oder zum Auto
ließen ihn schwer atmen. Da saß er nun in der Arztpraxis,
entmutigt und verzweifelt. Seit seinem letzten Arztbesuch
vor zwei Monaten hatte er kein Gewicht verloren. Hinzu
kam, dass er immer noch rauchte und die Ergebnisse seiner
Blutzuckertests weit über dem Normalwert lagen. Trotzdem
konnte er den süßen Donuts, die er jeden Morgen mit ge-
zuckertem Kaffee oder dem Cola-Getränk hinunterspülte,
nicht widerstehen. Johannes litt an Diabetes Typ 2, war Raucher, stark übergewichtig und verbrachte die meiste Zeit des
Tages sitzend. All das hatte vor zwei Jahren zu einem ersten
Herzinfarkt geführt. Damals war er 35. Seit jenem massiven
Infarkt begleiteten ihn ein Herzleiden und eine große Narbe
auf seinem Herzmuskel.

Ein wenig verlegen und nervös vertraute sich Johannes
seinem Arzt an: „Naja, Herr Doktor, ich wusste schon, dass
Sie nicht mit mir zufrieden sein würden. Ich habe nicht ab-
genommen und ich rauche auch noch ein bisschen – aber
immerhin keine Lungenzüge! Es tut mir leid, Herr Doktor, ich
will Sie nicht enttäuschen."

Freundlich ermutigte ihn der Arzt, es weiterhin zu versuchen, und machte ihm deutlich, dass er durch seine nicht
unter Kontrolle gebrachte Zuckerkrankheit, das anhaltende
Rauchen und sein Übergewicht jung sterben werde, wenn er

nicht drastische Veränderungen vornehme. Schließlich hatte der Infarkt die Pumpfähigkeit des Herzens herabgesetzt.

Johannes' Reaktion auf die Ausführungen seines Arztes war jedoch recht verwunderlich: „Wie sieht's denn mit einer Herztransplantation aus, Herr Doktor? Ich hab' davon gehört. Kann ich ein neues Herz bekommen?" „Ich wünschte, dass es so einfach wäre", antwortete der Hausarzt. „Es gibt nur sehr wenige Spenderherzen, und nachher muss man noch jahrelang Medikamente nehmen. Eine Transplantation ist ein allerletzter Ausweg, der helfen kann, aber nur sehr wenigen tatsächlich zur Verfügung steht. Sie müssen Ihre Lebensweise ändern – und zwar schleunigst!" Endlich begriff Johannes, wie ernst es um ihn stand. Er begann, Dinge in seinem Leben anders zu tun.

Millionen von Frauen und Männern weltweit ringen wie Johannes mit Zivilisationsschäden – mit Herzkrankheiten, Krebs, Atemwegserkrankungen und Diabetes. Sie alle haben vier grundlegende Risikofaktoren gemeinsam: Tabakkonsum, Bewegungsmangel, Alkohol und ungesunde Ernährung. Vielleicht sind Sie selbst gefährdet, ohne dass es Ihnen wirklich bewusst ist!

Adipositas – ein weltweites Problem

Das Problem des Übergewichts und der Adipositas ist mittlerweile so weit verbreitet, dass Gesundheitsexperten bereits von einer Pandemie sprechen. Wenn eine Krankheit lokal sehr stark verbreitet ist, bezeichnet man dies in der Medizin als Epidemie. Wenn eine Krankheit jedoch in vielen Teilen der Welt gleichzeitig auftritt, benutzt man den Ausdruck Pandemie.

Nach Angaben der Weltgesundheitsorganisation (WHO) sterben jedes Jahr weltweit mindestens 2,8 Millionen Menschen aufgrund von Übergewicht oder Adipositas. Sowohl reiche als auch ärmere Länder sind davon betroffen. Adipositas ist nicht mehr nur ein Merkmal einkommensstarker Gesellschaften.

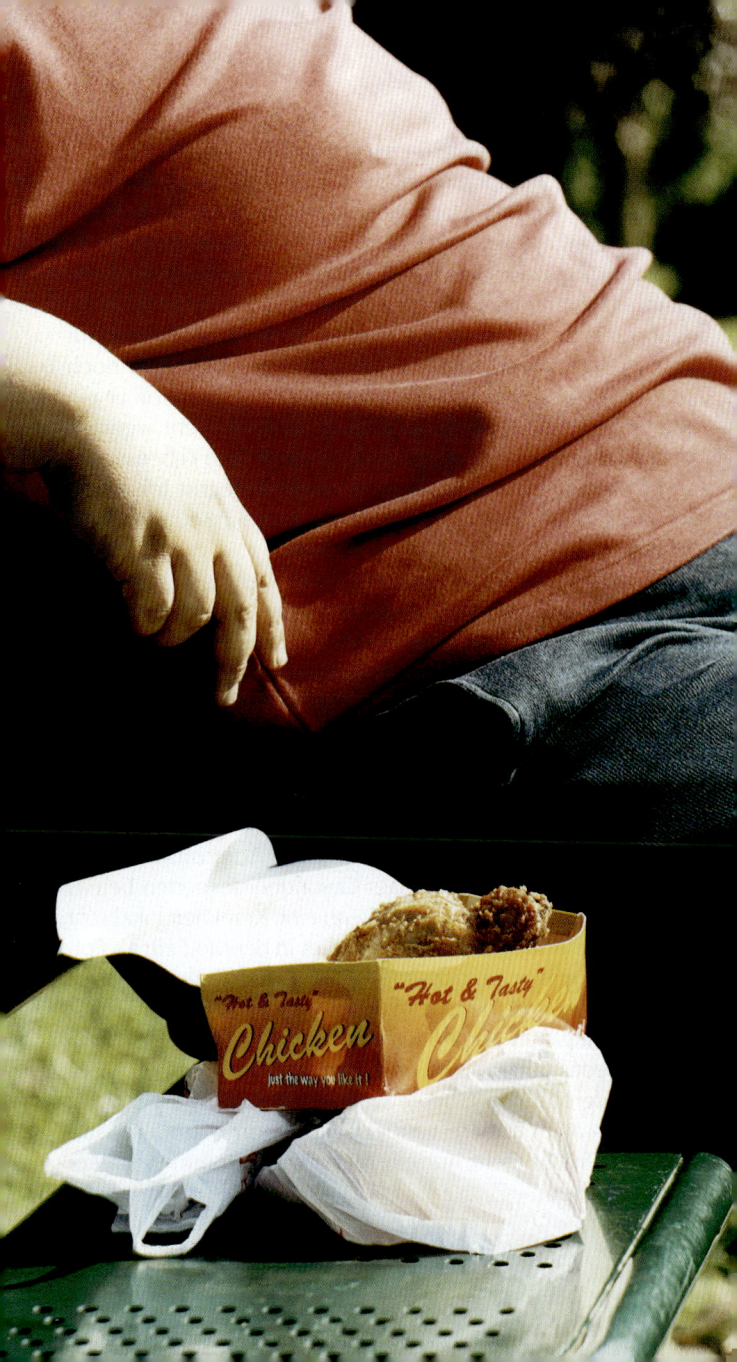

"Hot & Tasty"
Chicken
Just the way you like it!

Durch Berechnung des Body-Mass-Index (BMI) kann man herausfinden, ob man von Übergewicht oder Adipositas betroffen ist. Für den BMI teilt man einfach das eigene Körpergewicht in Kilogramm durch das Quadrat der Körpergröße in Metern (kg/m2).

Wenn Sie zum Beispiel 60 Kilogramm wiegen und 1,70 Meter groß sind, beträgt Ihr BMI: 60/(1,7 x 1,7) = 20,8 – das heißt, Sie liegen im normalen Bereich.

Wenn Ihr BMI 25 oder mehr beträgt, haben Sie Übergewicht. Beträgt er 30 oder mehr, liegt Adipositas vor (siehe Tabelle). In beiden Fällen wäre es gut, die eigene Lebensweise zu überdenken und zu ändern.

Kategorie	BMI (kg/m²)	Körpergewicht
Untergewicht	≤ 18,4	Untergewicht
Normalgewicht	18,5–24,9	Normalgewicht
Präadipositas	25,0–29,9	Übergewicht
Adipositas Grad I	30,0–34,9	Adipositas
Adipositas Grad II	35,0–39,9	
Adipositas Grad III	≥ 40,0	

Wenn man sich keine Mühe mit der Berechnung machen möchte, kann man auch ganz einfach im Internet nach einem BMI-Rechner suchen und seine Werte eingeben.[1]

Wie hoch ist Ihr BMI? Sind Sie gefährdet? Sind Sie übergewichtig? Ist Ihr Blutdruck normal? Essen Sie große Portionen fettreicher, hochkalorischer und raffinierter Lebensmittel? Besorgen Sie sich Ihr Essen hauptsächlich vom Schnellimbiss? Wenn Sie die meisten dieser Fragen mit „Ja!" beantworten, sind Sie auf einem gefährlichen Weg, weil Sie vielleicht schon Gesundheitsprobleme haben, die Sie noch nicht spüren. Die

Medien werben für viele „Wundermittel", mit denen man abnehmen könne. Doch der beste und sicherste Plan für eine Gewichtsverminderung ist ein radikaler Wandel der Lebensweise, wie er in diesem Buch vorgeschlagen wird.

Adipositas und Diabetes – eine gefährliche Verbindung

Adipositas führt zu mehreren Gesundheitsproblemen, beispielsweise zu einem erhöhten Risiko für Herzkrankheiten, Bluthochdruck und bestimmte Krebsarten. Zu den häufigsten Problemen gehört Diabetes, auf den wir hier besonders eingehen werden. Statistiken zeigen, dass im Jahr 2015 voraussichtlich über 400 Millionen* Menschen weltweit an Diabetes leiden – das ist in etwa eine von zwanzig Personen auf der Erde! Die Länder mit der höchsten Wachstumsrate an Diabetes bis zum Jahr 2030 sind unter anderem China, Indien und die USA – gefolgt von vielen anderen reichen und ärmeren Ländern.[2] Adipositas liegt vor, wenn jemand um 20 % mehr wiegt, als er bei seiner Körpergröße wiegen sollte (= BMI≥30). Sie ist der größte Risikofaktor für die Entwicklung von Diabetes Typ 2. Rund 80 % der Menschen, die unter Diabetes Typ 2 leiden, sind adipös. Diabetes und Adipositas sind so eng miteinander verknüpft, dass viele Gesundheitsexperten sie schon als eine Krankheit ansehen, die sie „Diabesitas" nennen.

Die Diabetesfälle in der Weltbevölkerung sind in den letzten Jahren drastisch angestiegen, genauso wie jene von Adipositas, dem größten Risikofaktor für Diabetes. Die Anzahl derer, die jedes Jahr weltweit an den Folgen dieser Krankheit sterben, wird 2013 im Bericht der Internationalen Diabetes Föderation auf 5,1 Millionen geschätzt . Laut Hochrechnungen der Weltgesundheitsorganisation wird Diabetes bis zum Jahr 2030 an siebenter Stelle der Todesursachen stehen.[3]

---

* http://www.idf.org/worlddiabetesday/toolkit/gp/facts-figures

Wenn die Zuckerkrankheit tatsächlich so ein Todfeind ist, dann sollten wir wissen, wie wir sie überwinden können.

Was ist Diabetes?

Durch unseren Körper zieht sich ein weitverzweigtes Geflecht aus Blutgefäßen, das wir uns wie Rohrleitungen vorstellen können. Der größte Durchmesser dieser „Rohre" beträgt 2,5 cm; die kleinsten sind nur 0,005 mm stark – also gerade dick genug, um jeweils eine einzelne Blutzelle hindurchzulassen. Das Blut transportiert alle Nährstoffe, die von den verschiedenen Zellen unseres Körpers benötigt werden, um reibungslos zu funktionieren. Zellen beziehen ihre Energie aus einer einfachen Zuckerform, der Glukose. Zu viel Glukose (also Zucker) kann die Zellen schädigen. Deswegen reguliert der Körper auf faszinierende Weise die Zuckermenge im Blut. Er tut dies durch Insulin, einen Stoff, der von bestimmten Zellen der Bauchspeicheldrüse hergestellt wird.

Diabetes ist eine chronische Krankheit, bei der die Menge des im Blut transportierten Zuckers nicht mehr richtig reguliert wird. Entweder produziert der Körper das benötigte Insulin nicht, so wie er sollte (Diabetes Typ 1, auch bekannt als Diabetes mellitus Typ 1 oder *juveniler Diabetes*), oder er entwickelt eine Resistenz gegen Insulin, sodass der Zucker nicht wirksam gesteuert wird (Diabetes Typ 2 oder Altersdiabetes).

Ein dritter Diabetestyp kann sich bei Schwangeren entwickeln, die zuvor keine Zuckerkrankheit hatten. Er tritt dann meistens nach dem dritten Schwangerschaftsmonat auf. Adipositas in der Schwangerschaft ist einer der größten Risikofaktoren für spätere Adipositas des Kindes. Sie erhöht ebenfalls die Wahrscheinlichkeit für einen hohen Blutdruck sowie für andere ernsthafte Komplikationen während der Schwangerschaft. Babys, deren Mütter während der Schwangerschaft fettleibig waren, haben mit größerer Wahrscheinlichkeit Geburtsfehler und Herzprobleme.[4]

41

Die Kombination von Diabetes und Adipositas während der Schwangerschaft kann zu erheblichen Problemen für Mutter und Kind führen. Ein erhöhter Blutzucker der Mutter schädigt empfindliche Zellfunktionen beim Baby und führt schließlich zum Absterben verschiedener Zellen und zu einer erhöhten Wahrscheinlichkeit für bleibende Schäden des Säuglings.

Diabetiker klagen häufig über signifikant erhöhte Harnmengen. Der hohe Blutzucker wird mit dem Urin ausgeschieden. Der gesteigerte Verlust an Flüssigkeit (und Zucker) durch den Harn regt den Durst an. Darum trinken Diabetiker zum Ausgleich viel Wasser. Es kann zu einem Gewichtsverlust kommen und ein langfristiger Schaden an Nerven und Blutgefäßen entstehen. Letzteres kann einen Herzinfarkt, Schlaganfall und Nierenversagen nach sich ziehen. Ein Verschluss der geschädigten Gefäße kann bis hin zum Absterben von Gliedmaßen führen.

Vorbeugung, Umkehrung und Kontrolle von Diabetes/Diabesitas

Eine sorgfältige Regulierung des Blutzuckerspiegels hilft, den negativen Folgen von Diabesitas vorzubeugen sowie bei einer Schwangerschaft die Gesundheit des Babys so gut wie möglich zu bewahren, auch wenn dies gar nicht so einfach ist.

Eine Ernährung mit möglichst wenig raffinierten Kohlenhydraten und gesättigten Fettsäuren in Verbindung mit mäßiger Bewegung kann die Gesundheit von Mutter und Kind fördern, denn solch einfache Lebensstiländerungen können helfen, das Gewicht während der Schwangerschaft gut zu kontrollieren. Für krankhaft adipöse Frauen, die eine Schwangerschaft in Erwägung ziehen, kann ein operativer Eingriff zunächst eine Alternative zu Ernährung und Sport sein, um das Gewicht zu reduzieren und Diabetes zu verhindern oder umzukehren. Durch strenge medizinische Überwachung und das genaue Beachten von Gesundheitsplänen ist es tatsächlich möglich, Diabesitas sowie ihre Folgen abzuwenden.

Diabetiker müssen ihren Blutzuckerspiegel sorgfältig kontrollieren und gegebenenfalls Insulin spritzen, was gewöhnlich bei Diabetes Typ 1 der Fall ist. Manche Patienten mit Diabetes Typ 2 brauchen zuckersenkende Tabletten, doch die Hauptsäule der Behandlung verändert sich neuerdings in Richtung einer pflanzlichen Ernährung, bei der frisches Obst, Gemüse und Nüsse im Zentrum stehen und der Konsum von raffinierten Kohlenhydraten und gesättigten Fetten weitestgehend vermieden wird. Änderungen des Lebensstils (inklusive körperliche Aktivität und Gewichtsreduktion) können Altersdiabetes vermeiden oder hinauszögern.

In einer Abhandlung über den Wert einer pflanzlichen Ernährung kam die Amerikanische Diabetesgesellschaft zu folgendem Schluss: „Eine vegetarische Ernährung ist eine gesunde Alternative, auch wenn Sie Diabetes haben. Wie Studien zeigen, kann diese Art der Ernährung helfen, Diabetes zu verhindern, und den Umgang damit erleichtern … Eine vegane Lebensweise [eine Ernährung ohne jegliche tierische Produkte] – im Vergleich zur herkömmlichen Ernährung in den Industrieländern – ist naturgemäß reicher an Ballaststoffen, ärmer an gesättigten Fetten und cholesterinfrei … Der hohe Ballaststoffanteil dieser Kost kann Ihnen helfen, sich nach dem Essen länger satt zu fühlen und somit auf lange Sicht weniger zu essen … Diese Art der Ernährung kostet meistens auch weniger. Rotes Fleisch, Geflügel und Fisch gehören oft zu den teuersten Lebensmitteln, die wir zu uns nehmen."[5]

Solche Lebensstilmaßnahmen bringen einen enormen Nutzen und müssen nicht allzu teuer sein. Auch wenn sie Einsatz und Zeit brauchen, helfen sie, den Blutzucker im normalen Bereich zu halten und Schaden an den Augen, Nieren und Blutgefäßen, besonders der unteren Gliedmaßen, abzuwenden. Der britische Arzt und Forscher Denis Burkitt hatte Recht, als er meinte: „Wenn ständig Menschen von einer Klippe stürzen, dann könnte man entweder unter der Klippe Krankenwagen bereitstellen oder oben auf der Klippe einen Zaun bauen. Wir stellen allzu viele Krankenwagen unter der Klippe bereit."

Im Prinzip sagen viele Menschen: „Herr Doktor, lassen Sie mich leben, wie ich möchte, essen, wie ich möchte, und das trinken, was ich möchte. Geben Sie mir einfach eine magische Pille, die mich gesund erhält." Doch es gibt einen viel besseren Weg, als die Gesundheitsgesetze zu missachten und dann jenseits aller Hoffnung zu hoffen, dass man gesund bleibt. Stattdessen können wir nämlich „Zäune" bauen, um uns und unsere Kinder vor vorzeitiger Krankheit und dem Tod zu schützen: Eine natürliche, gesunde Ernährung, regelmäßige Bewegung, ausreichend Ruhe, genügend Wasser, positive Beziehungen und Glauben an einen Gott, der sich wirklich um uns kümmert. Wir stehen vor einer enormen Herausforderung, die zugleich eine großartige Gelegenheit bietet. Vorbeugen ist besser als ein „Krankenwagen". Prävention ist nicht nur besser als das Heilmittel – sie ist das Heilmittel. Als Erwachsene haben wir das Vorrecht, unseren Kindern gesunde Verhaltensweisen vorzuleben, die sie vor dieser um sich greifenden Pandemie bewahrt.

Gleichzeitig profitiert auch unsere eigene Gesundheit davon. Wir sollten körperlich aktiv sein und unsere Kinder dazu ermutigen, ebenfalls Sport zu treiben. Als verantwortungsvolle Eltern, die ihren Kindern gute Gewohnheiten beibringen, sollten wir sie mit dem gesündesten Essen versorgen, das uns zur Verfügung steht. Das gilt besonders für werdende Mütter, die durch ihr Verhalten nicht nur für die zukünftige Gesundheit, sondern auch für eine gute Ausgangslage ihres Kindes sorgen.

„Lehre dein Kind, den richtigen Weg zu wählen, und wenn es älter ist, wird es auf diesem Weg bleiben" (Sprüche 22,6). Dieser alte, biblische Rat hat nichts an seiner Bedeutung verloren. Wenn Eltern auf die Gesundheit ihrer Kinder Acht geben und darin selbst ein Vorbild sind, investieren Sie in deren Zukunft. Es gibt kaum ein besseres Geschenk, das Eltern ihren Kindern machen können.

Wie wichtig dabei die Wiederholung beim Anleiten und Vorzeigen ist, sehen wir im folgenden Rat bezüglich Gottes Gesetz: „Die Worte, die ich dir heute verkünde, sollen in deinem Herzen sein. Präge sie deinen Kindern ein und rede davon, ob du in deinem Haus bist oder unterwegs, ob du dich hinlegst oder aufstehst." (5. Mose 6,6-7 Hfa). Als Eltern ist es unsere Aufgabe, Zeit und Liebe zu investieren, Vorbild zu sein und Ausdauer an den Tag zu legen – von der Empfängnis des Kindes bis zu dessen Unabhängigkeit. Ob es z. B. um die Größe der Essensportionen, um die Art der Nahrung, um körperliche Bewegung oder die angemessene Ruhe geht – dies alles ist für die zukünftige Gesundheit Ihres Kindes entscheidend. Aber auch Sie als Eltern werden Freude an gesunden Erwachsenen haben, zu deren Wohl Sie entscheidend beigetragen haben.

Es gibt noch mehr, als nur um der Gesundheit willen gesund zu sein – so wichtig das auch ist. Es geht auch um mehr, als nur ein paar Jahre länger zu leben. Denn selbst wenn wir alle Gesundheitsgesetze ganz genau befolgen, sterben wir alle doch irgendwann. Letztendlich ehrt man mit einem gesunden Lebensstil auch den Schöpfer. Das kann, wie das folgende Beispiel zeigt, ein sehr wirkungsvoller Ansporn zur Verhaltensänderung sein.

Vor einigen Jahren half Dr. Albert Reece, damaliger Dekan der medizinischen Fakultät der Universität von Maryland (USA), einer Frau, das Rauchen aufzugeben. Sie hatte seit Jahrzehnten geraucht. Allen seinen Bemühungen zum Trotz schien sie einfach nicht aufhören zu können. Nach ein paar Tagen ohne Zigaretten fing sie immer wieder zu rauchen an. Dann erzählte ihr Dr. Reece – selbst überzeugter Christ –, dass ihr Körper ein Tempel für den Heiligen Geist sei und

Jesus durch seinen Geist in ihr wohnen wolle. Als er sie nach etwa einer Woche wieder besuchte, um sie zu ermutigen, teilte sie ihm mit: „Ich habe zu rauchen aufgehört. Seit unserem letzten Gespräch habe ich keine Zigarette mehr angerührt. Immer wenn ich einen Zug nehmen wollte, habe ich mir vorgestellt, dass mein Körper ein Tempel des Heiligen Geistes ist, ein kostbares Geschenk von Gott. Ich will ihn nicht mehr mit Tabak verunreinigen."

Wir alle brauchen manchmal Unterstützung, um unser Verhalten zu ändern. Suchen Sie Hilfe, die außerhalb von Ihnen selbst zu finden ist – das können andere Menschen oder professionelle Angebote sein, aber suchen Sie auch Gottes Hilfe. Er verspricht: „Ich werde euch ein neues Herz geben und euch einen neuen Geist schenken … damit ihr nach meinem Gesetz lebt und meine Gebote bewahrt und euch danach richtet" (Hesekiel 36,26–27). Er wird Ihnen helfen, wenn Sie das möchten und mit ihm zusammenarbeiten. Bitten Sie möglicherweise auch einen Freund oder Angehörigen, sich mit Ihnen zusammenzutun, dass er/sie Sie in Ihrem Vorhaben bestärkt und mit Ihnen betet. Sie werden froh sein, diesen Schritt gegangen zu sein, wenn Sie die ersten positiven Ergebnisse sehen und Ihr Leben befreit leben können.

---

1 Zum Beispiel, http://www.online-rechner.at/bmi.

2 S. Wild, G. Roglic, A. Green, R. Sicree, H. King, „Global Prevalence of Diabetes: Estimates for the Year 2000 and Projections for 2030", „Diabetes care" 27 (2004):1047-1053.

3 World Health Organization, „Fact Sheet No. 312", online verfügbar unter www.who.int/mediacentre/factsheets/fs312/en/.

4 K. J. Stothard et al., „Maternal Overweight and Obesity and the Risk of Congenital Anomalies: A Systematic Review and Meta-analysis", JAMA 301 (2009): 636-650.

5 Online verfügbar unter http://www.diabetes.org/food-and-fitness/food/planning-meals/meal-planning-for-vegetarians/.

Kapitel 4

Fit fürs Leben

Bewegung ist eine Entscheidung: Leben Sie sie!

Aufregung lag in der Luft. Die begeisterten Zuschauer auf den Besucherrängen der Leichtathletikanlage in der Iffley Road in Oxford (UK) jubelten ausgelassen, als Roger Bannister seine Runden lief. Bannister hatte sich sehr sorgfältig auf das Rennen vorbereitet. Sein Ziel war es, eine Meile in unter vier Minuten zu laufen. Um das zu erreichen, hatte er sich einem strengen, disziplinierten Training unterzogen. Zur intensiven Vorbereitung gehörte sogar Bergsteigen. Aber Bannister war nicht der Einzige, der sich das Ziel gesetzt hatte, diesen Rekord zu brechen.

Am Morgen des 6. Mai 1954 wusste Roger Bannister, dass dies der Tag war, auf den er sich körperlich, emotional, intellektuell und auch spirituell, also auf jeder Ebene, vorbereitet hatte. Am Tag zuvor war er auf dem polierten Fußboden eines Krankenhauses ausgerutscht und hatte den Rest des Tages gehinkt. So erfüllten ihn Zweifel, Fragen, Entschlossenheit und Aufregung zugleich, als er sich für das Rennen warmlief. Und dann lief Bannister mit seinen Kollegen Chris Brasher und Chris Chataway als Tempomacher die Meile in 3 Minuten und 59,4 Sekunden! Er kämpfte sich ins Ziel und war der erste Mensch, der die Meile unter vier Minuten gelaufen war! Dieses Ziel zu erreichen kostete ihn eine Menge Disziplin.

Die meisten erstrebenswerten Dinge erreicht man nicht ohne Einsatz und Anstrengung. Und das gilt besonders für unsere Gesundheit, denn sie ist kein Zufall. Auch wenn wir, was unser Erbgut und unsere Krankheitsveranlagungen betrifft, ganz verschieden sind, gibt es Grundsätze, die unser Schöpfer auf jeden Nerv und jede Faser unseres Körpers geschrieben hat und deren Beachtung zu unserem allgemeinen Wohlbefinden beiträgt. Sie auszuleben erfordert manchmal Disziplin. Wenn man zum Beispiel den ganzen Tag gearbeitet hat und einfach geschafft ist, kostet es Überwindung, noch trainieren zu gehen. Oder wenn man müde ist und viel lieber die Lieblingskomödie im Fernsehen ansehen möchte und dabei Erdnüsse knabbert, ist eine willensstarke Entscheidung notwendig, um sich von der Couch zu erheben und Sport zu treiben. Verstehen Sie uns nicht falsch! Wir ermutigen Sie nicht dazu, ein zweiter Roger Bannister zu werden. Ihr Ziel soll nicht darin bestehen, morgen Bannisters Rekord nachzumachen. Vielmehr geht es darum, einzuschätzen, wo man gerade steht, sich mit dem Hausarzt abzusprechen und regelmäßig zu trainieren, dem eigenen Alter und den persönlichen Fähigkeiten entsprechend. Für jüngere Leute kann das etwas intensiver sein als für diejenigen von uns, die schon ein wenig älter sind.

Was ist nötig, um Sie anzuspornen, ein regelmäßiges Bewegungsprogramm zu beginnen und beizubehalten?

Grundlagen körperlicher Bewegung

Körperliche Bewegung ist ein erster Schritt in Richtung Gesundheit. Hippokrates, der Vater der Medizin, sagte einmal: „Wenn wir jeder Person die richtige Menge an Nahrung und Bewegung geben könnten – nicht zu wenig und nicht zu viel – dann hätten wir den sichersten Weg zur Gesundheit gefunden." Darin besteht auch unsere Herausforderung im 21. Jahrhundert. Die meisten von uns starren auf einen Bildschirm nach dem anderen: Smartphones, iPads, E-Reader und Computer – bis zu acht Stunden am Tag. Wenn wir das Fernsehen noch hinzufügen, verbringen wir am Ende mehr Stunden vor Bildschirmen als beim Schlafen. Mit der wachsenden Technisierung unseres

Lebens erfordern selbst manuelle Tätigkeiten immer weniger körperlichen Einsatz. Aktivität, Bewegung und Sport sind jedoch eine Voraussetzung für eine gute Gesundheit. Bei einem gesunden Leben geht es nicht nur darum, nicht krank zu sein, sondern glücklich zu sein und sich körperlich, seelisch, sozial und geistlich, also *rundum* wohl zu fühlen. Sport und körperliche Betätigung tragen dazu bei, genau dies zu verwirklichen.

Die Bewegung ist einer der wichtigsten Faktoren für das gesamte Gesundheitspaket. Ellen White, die auch eine inspirierte Gesundheitsratgeberin war, beschrieb einen ausgewogenen, vielfältigen Ansatz für ein gesundes Leben, der sich im Laufe der Zeit bewährt und der Wissenschaft standgehalten hat. „Reine Luft, Sonnenlicht, Enthaltsamkeit, Ruhe, Bewegung, richtige Ernährung, Wasseranwendungen und Vertrauen in die göttliche Macht – dies sind die wahren Heilmittel. Jeder sollte diese Heilmittel der Natur und die Möglichkeiten ihrer Anwendung kennen." [1]

Das Ziel bewusster Bewegung besteht darin, unsere allgemeine körperliche Fitness und Gesundheit zu erhalten oder zu verbessern. Es gibt viele Gründe, warum Menschen Sport betreiben: Um die Muskeln zu trainieren, den Kreislauf zu stärken, das Körpergewicht zu kontrollieren oder sportlicher zu werden, besser auszusehen, das allgemeine Wohlbefinden und die geistige Spannkraft zu fördern und auch, um unter Leute zu kommen und Spaß zu haben. Bewegung ist mit Abstand das Wichtigste, was wir tun können, um unser Leben zu verlängern.

Wir finden noch eine weitere hilfreiche Aussage bei Ellen White: „Der Körper ist das einzige Medium, durch das Verstand und Seele entwickelt werden und der Charakter geformt wird." [2] Genauso wie ein gutes Fundament die Grundlage für ein Gebäude bildet, trägt ein funktionstüchtiger gesunder Körper zur Entwicklung der eigenen geistigen Leistungsfähigkeit und letztendlich des eigenen Charakters bei.

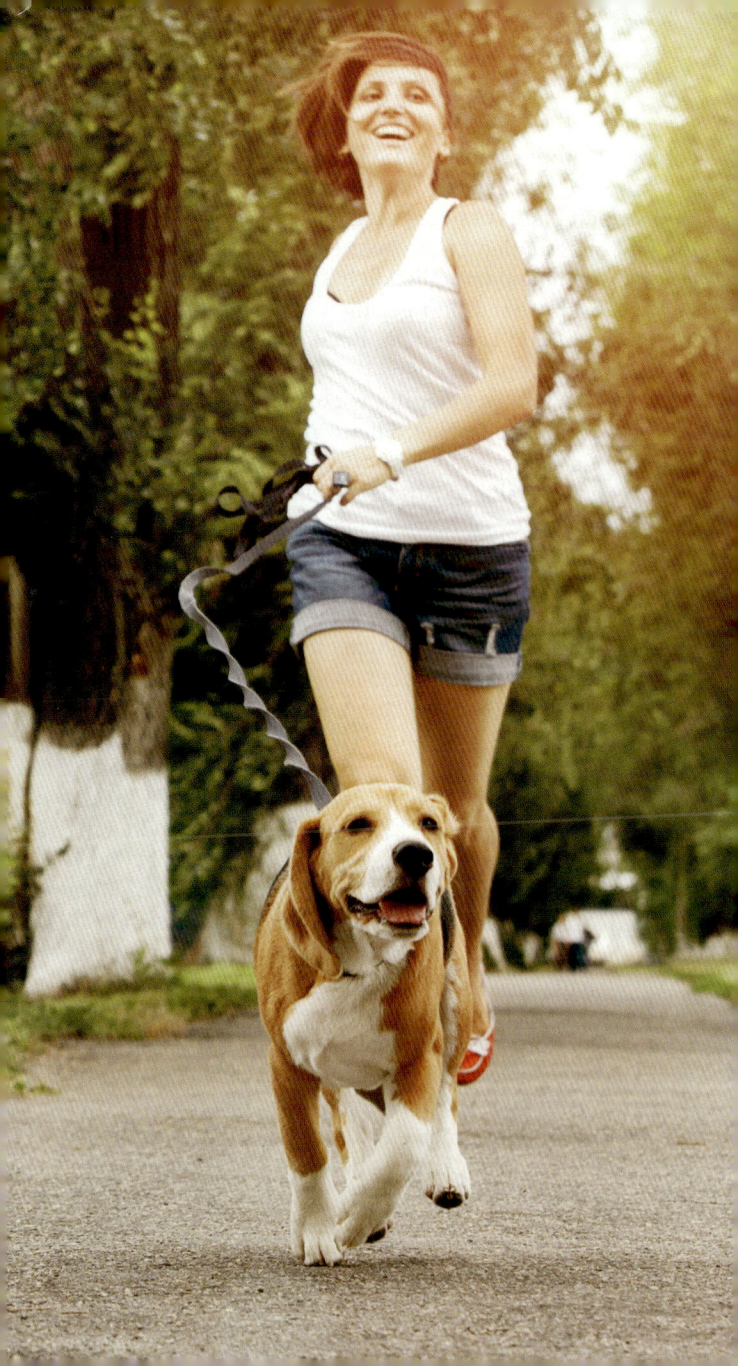

Die Vorteile körperlicher Bewegung

Wenn man es nicht übertreibt und sich nicht völlig falsch bewegt, ist körperliche Aktivität immer gewinnbringend. Es ist niemals zu spät, anzufangen – und jede Bewegung, die man unternimmt, ist besser als gar keine. Sport fördert nachhaltig die Gewichtsabnahme und verbessert Haltung und Aussehen. Er senkt das Risiko und das Fortschreiten von Herzkrankheiten, Diabetes, Krebs und Alzheimer und wirkt einem vorzeitigen Tod entgegen. Haben Sie sich jemals steif gefühlt und sich gewünscht, agiler zu sein? Gezielte Bewegung erhöht die Beweglichkeit, stärkt Knochen und Gelenke, schützt vor Knochenbrüchen und führt zum Aufbau gesunder Muskeln. Weitere Vorteile sind die Senkung des Blutdrucks, eine niedrigere Herzfrequenz, ein niedrigerer Puls und ein niedrigeres Risiko für Übergewicht und Diabetes. Wenn Sie zu müde sind, um Sport zu treiben, dann denken Sie daran, dass Bewegung den Energiepegel erhöht, Vitalität schenkt sowie die Geschwindigkeit und Leistungsfähigkeit steigert. Des Weiteren unterstützen Fitnessübungen den Heilungsprozess bei Verletzungen und Krankheiten.

Neben den körperlichen Vorteilen sportlicher Betätigung sollte man den geistigen Gewinn nicht vergessen. Wenn es jemals ein Geheimrezept für die Gesundheit gab, dann ist es die Bewegung. Eine flotter Spaziergang im Park oder eine Joggingrunde um den Häuserblock helfen, das Gelernte besser zu behalten und die allgemeine geistige Leistungsfähigkeit zu steigern. Stress wird abgebaut und das seelische Wohlbefinden gesteigert. Bei sportlich aktiven Menschen verringert sich die Depressionsrate, und das Selbstwertgefühl wächst. Ist Ihnen schon einmal aufgefallen, dass Sie nachts besser schlafen, wenn Sie sich tagsüber ausgiebig bewegt haben?

Körperliche Aktivität bringt auch einige überraschende soziale Vorteile mit sich. Er fördert die emotionale Intelligenz und die Fähigkeit zur Konfliktbewältigung, stärkt vertraute Beziehungen und das Sexualleben und kurbelt unser Glücksgefühl an. Da körperliche Bewegung die Blutzirkulation und die Sauerstoffversorgung unseres Gehirns verbessert, steigert sich auch unsere Fähigkeit, nachzudenken, zu beten und die Bibel zu studieren. Ein systematisches Training verbessert unser Vermögen, geistliche Dinge wertzuschätzen. Mit der neuen Kraft, die durch Sport kommt, wächst auch unser Wunsch, anderen zu helfen und beizustehen.

Planung und Tipps

Die weltweit größte Institution im Bereich Sportmedizin und Sportwissenschaft, das American College of Sports Medicine, hat eine Empfehlung für ein gesundes Maß an Bewegung erarbeitet. Jeder Mensch sollte sich wöchentlich mindestens 150 Minuten lang mäßig bewegen. Für die meisten ist das durchaus ein erreichbares Ziel. Man braucht dafür lediglich einen Gehweg, einen Pfad im Wald, ein Laufband und muss sich ein wenig Zeit nehmen: weniger als drei Stunden in der Woche oder etwa 30 Minuten täglich. Man muss gar kein Weltklasseläufer oder Gewichtheber sein, um genug Bewegung zu bekommen. Fünfmal in der Woche eine halbe Stunde lang zügig spazieren gehen, reicht bereits aus. Kürzlich durchgeführte Untersuchungen weisen darauf hin, dass es nicht nötig ist, die ganze Bewegungseinheit auf einmal auszuführen. Drei Einheiten à 10 Minuten führen zu den gleichen günstigen Auswirkungen wie einmal 30 Minuten.

Natürlich reicht es nicht, nur über Bewegung zu lesen oder zu reden – wir müssen damit beginnen. Jemand sagte einmal: „All das Reden über das Laufen ersetzt noch nicht den Lauf." Überdenken Sie Ihre Gewohnheiten, bewerten Sie sie und entscheiden Sie, was Sie verändern wollen! Machen Sie sich keine Sorgen darum, ob Sie erfolgreich sein werden oder nicht. Beschließen Sie einfach, von nun an Ihr Bestes zu geben! Und dann kann's auch schon losgehen.

1. Planung: Neben zahlreichen Fitnessprogrammen gibt es vier Faktoren, die wir bedenken sollten: die Häufigkeit und Intensität des Fitnessprogramms sowie Umfang und Art Ihres Trainingsmodells. Holen Sie immer zuerst den Rat Ihres Hausarztes ein, bevor Sie mit einem Programm beginnen. Schauen wir uns die vier Komponenten eines guten Fitnessprogramms einmal genauer an.

- **Häufigkeit.** Wie oft treiben Sie Sport? Die meisten Experten raten fünf Mal pro Woche mäßiges beziehungsweise drei Mal pro Woche ein ausgiebiges Ausdauertraining zu betreiben, um die Herzgesundheit zu fördern. Um Ihr Körpergewicht zu senken, kann es nötig sein, an sechs bis sieben Tagen in der Woche zu trainieren. Beim Krafttraining liegt die empfohlene Häufigkeit bei zwei oder drei nicht aufeinanderfolgenden Tagen pro Woche. Zwischen den Trainingstagen sollte also jeweils eine Pause von ein bis zwei Tagen liegen.

- **Intensität.** Hierbei geht es darum, wie intensiv man Sport treibt. Beim Ausdauertraining ist es wichtig, im optimalen Pulsbereich zu üben und dabei die Intensität zu variieren, um verschiedene Energiesysteme anzuregen. Beim Krafttraining hängt die Intensität von den Übungen ab, die gemacht werden, von den gehobenen Gewichten und der Anzahl der Sätze und Wiederholungen.

- **Umfang.** Wie lange sollte man trainieren? Empfehlungen zufolge sollte man anstreben, sich 30 bis 60 Minuten am Stück zu bewegen. Das bedeutet jedoch nicht, dass man gleich mit einer ganzen Stunde Bewegung anfängt. Es wird vielleicht etwas Zeit brauchen, bis Sie Ihr Ausdauertraining auf diesem Niveau ausführen. Fangen Sie langsam an! Wenn Sie länger nicht trainiert haben, können Sie einige Jahre Pause nicht an einem Tag aufholen. Wie lange man trainiert, wird von der Intensität des Trainings und der persönlichen Leistungsfähigkeit abhängen. Je intensiver, desto kürzer werden die Trainingseinheiten sein.

- **Art.** Als Ausdauertraining kann jede Art von Aktivität gewählt werden, die den Puls erhöht, wie zum Beispiel Laufen, Walken, Wandern, Radfahren oder Schwimmen. Zum Krafttraining zählen Übungen, bei denen man eine Form von Widerstand zum Beispiel durch Elastikbänder, Hanteln oder Fitnessgeräte nutzt, um die Muskeln zu stärken.

Die vier Schlüsselfaktoren:
1. **Häufigkeit:** trainieren Sie regelmäßig.
2. **Intensität:** strengen Sie sich an.
3. **Zeit:** mindestens 30 Minuten täglich.
4. **Art:** trainieren Sie beides – Ausdauer und Kraft.

Wenn man diese Schlüsselfaktoren beachtet, kann man die eigenen Übungseinheiten gestalten, ohne dass Langeweile aufkommt, Verletzungen durch Überbeanspruchung auftreten oder der erwünschte Gewichtsverlust ausbleibt.

Die einfachste Methode, um das Ausdauertraining im Alltag zu messen, besteht darin, sich einen Schrittzähler zuzulegen und täglich die empfohlenen 10.000 Schritte zu gehen. Das allein sorgt schon für eine grundlegende persönliche Fitness.

2. Tipps: Hier ein paar hilfreiche Hinweise, damit Ihr Fitnessprogramm funktioniert – egal ob Sie gerade anfangen oder schon ein „Profi" sind.
- Bewegen Sie sich. Es wird nichts passieren, wenn Sie nicht aktiv werden. Legen Sie einfach los!
- Nutzen Sie das Modell der Veränderung in drei Schritten: 1) Bestimmen Sie Ihre gegenwärtige Lage. 2) Entscheiden Sie, wohin Sie wollen. 3) Entwickeln Sie einen Plan, wie Sie dorthin gelangen.
- Informieren Sie sich über mögliche Übungen und erkundigen Sie sich über Themen, die mit Ihren persönlichen

Interessen zusammenhängen. Betonen Sie die Dinge, die Ihnen helfen, gesund zu leben. Denken Sie daran, glauben Sie daran und reden Sie davon. Glauben Sie fest daran, dass Sie es schaffen werden, immer und immer wieder!

- Bewerten Sie Ihre Leistung. Manchen Menschen hilft es, ein Trainingstagebuch zu führen, in dem sie ihre Fortschritte festhalten. Viele gute Vorlagen für Trainingstagebücher sind im Internet zu finden.

- Fangen Sie an, sich zu bewegen. Beginnen Sie heute und hören Sie nicht auf! Beständigkeit ist unerlässlich. Die drei größten Bewegungskiller sind: 1. Aufschieben, 2. mangelndes Durchhaltevermögen und 3. eine negative Einstellung. Sie werden vielleicht nicht alle Ihre Ziele erreichen, aber das sollte Sie nicht entmutigen. Geben Sie Ihr Bewegungsprogramm nicht auf!

Vergessen Sie nicht, dass all das Gute, das Sie für Ihren Körper tun, Sie darin unterstützt, Ihre geistlichen und geistigen Ziele zu erreichen. Bewegen Sie sich und genießen Sie die positiven Gefühle, die die Bewegung mit sich bringt. Machen Sie sich die Fortschritte bewusst und bleiben Sie am Ball!

Zusätzliche Kraft

Der persönliche Glaube wird durch gesundheitsfördernde Gewohnheiten – zu denen die Bewegung unbedingt gehört – gefördert. Da Körper und Seele aufs Engste zusammengehören, ist es nur gut und richtig, dafür zu beten, dass beide zur Ehre Gottes gedeihen: „Lieber Freund, ich bete, dass es dir in jeder Hinsicht gut geht und dein Körper so gesund ist, wie ich es von deiner Seele weiß." (3. Johannes 2). Wenn wir nach Gottes Willen leben wollen und auf Probleme, Hindernisse oder Herausforderungen stoßen, zu denen auch der Bewegungsmangel gehören kann, können wir ihn bitten, unsere Entschlossenheit zu stärken. Er wird uns dabei helfen, das

Richtige zu tun, wenn wir uns entscheiden, die Prinzipien für ein positives, gesundes Leben zu beachten. Wir sind in diesem Kampf nicht allein. Durch Christus, der uns die Kraft gibt, die wir brauchen, ist uns alles möglich (siehe Philipper 4,13).

Wie schon im letzten Kapitel erwähnt, ist unser Körper ein Tempel Gottes, durch den er mit uns in Verbindung treten möchte (siehe 1. Korinther 6,19). Bewegung hilft uns, diesen Tempel in gutem Zustand zu halten, damit wir verstehen, was Gott von uns möchte – und es dann auch tun können. Viele Menschen essen zu viel, haben schlechte Gewohnheiten und keine körperliche Bewegung. Wenn sie dann krank werden, bitten sie Gott, dass er ihren Körper heilt. Ist es nicht ziemlich anmaßend von uns zu denken, dass wir wissentlich die Gesetze, nach denen unser Körper funktioniert, missachten können, dann aber von Gott fordern, uns Gesundheit zu schenken? Obwohl sportliche Betätigung keine Garantie für eine gute Gesundheit ist, kann man umgekehrt doch sagen, dass Bewegungsmangel sehr wohl dazu führt, die Gesundheit zu verlieren.

Planen Sie jeden Tag etwas Zeit für die körperliche Bewegung ein! Nutzen Sie diese Zeit, um mit Gott zu reden und Gemeinschaft mit ihrem Schöpfer zu erleben! Das wird Ihren Verstand, Körper und Geist beleben. Wenn es um körperliche Bewegung und Gesundheit geht, sind Entschuldigungen und Aufschieben fehl am Platz. Wir müssen es einfach tun, um Gesundheit und Wohlbefinden zu erhalten. Niemand anders kann es für Sie tun. Jetzt liegt es an Ihnen!

---

1 Ellen G. White, „Auf den Spuren des großen Arztes", Advent-Verlag, Lüneburg, 1999, S. 91.
2 Ellen G. White, „Ein Tempel des Heiligen Geistes", Advent-Verlag, Lüneburg, 2001, S. 112.

Kapitel 5

GESUNDE BEZIEHUNGEN

Liebe ist ein bedeutsamer Faktor.
Investieren Sie!

Esther saß im Sprechzimmer. Sie war in ihrem Stuhl zusammengesunken. Sie war erst 24 Jahre alt, doch ihre Augen waren dunkel vor Traurigkeit. Wer oder was hatte ihr die Lebensfreude geraubt? Zögernd gestand sie, dass sie viele Gesundheitsprobleme habe, doch sie sei deshalb noch nie zum Arzt gegangen. Sie schilderte, wie sie von ihren Eltern seit ihrem dritten Lebensjahr immer wieder geschlagen wurde, weil sie Bettnässerin war. Als sie älter wurde, nässte sie weiterhin nachts ein und wurde auch weiterhin verprügelt. Die Angst, für etwas verletzt zu werden, worüber sie keine Macht hatte, verstärkte sich. Als Esther dann in die Pubertät kam, hatte sie immer noch Probleme mit der Blasenkontrolle. Außerdem litt sie unter Albträumen und einem niedrigen Selbstwertgefühl. „Ich schämte mich ständig und meinte, niemand werde mich heiraten", sagte sie. „Ich danke Gott, dass ich doch geheiratet habe."

Nachdem Esther ihr Elternhaus verlassen und einen freundlichen und rücksichtsvollen Mann geheiratet hatte, ließ ihre Blasenschwäche nach, obwohl sie immer noch unter Albträumen und Kopfschmerzen litt. Oft wachte sie nach einem solchen Traum in einem durchnässten Bett auf. Außerdem litt sie unter plötzlichen Panikattacken, die zu starkem Herzklopfen und zu Kurzatmigkeit führten. Esther hatte ihrem Mann nie von den Misshandlungen erzählt, weil sie befürchtete, er könne das nicht verstehen. Sie schämte sich sehr, und sie sehnte sich nach Hilfe.

Ihre Symptome sind bei Menschen, die ein Trauma erlitten haben, weit verbreitet. Man nennt sie „Posttraumatische Belastungsstörung" (PTBS). Wie Esther kämpfen viele Menschen heimlich gegen Gesundheitsprobleme, die von Misshandlungen im frühesten Kindesalter stammen. Unsere tiefsten und wichtigsten Beziehungen erleben wir hinter verschlossenen Türen im eigenen Heim, und gerade sie können einen starken Einfluss auf unsere Gesundheit und unser lebenslanges Wohlergehen haben.

Auswirkung auf die körperliche Gesundheit

Die Forschung hat gezeigt, dass unterstützende Beziehungen das Immunsystem fördern und unsere Fähigkeit verstärken, mit Krankheiten und Infektionen fertigzuwerden. Eine solche Studie hat eine merklich verbesserte Krankheitsabwehr bei älteren Menschen nachgewiesen, wenn diese nur drei Mal pro Woche von Verwandten besucht werden.[1] Doch auch das Gegenteil trifft zu. Wissenschaftliche Untersuchungen haben belegt, dass gewalttätige Beziehungen unsere Gesundheit schädigen. Wenn jemand körperlicher, sexueller oder seelischer Gewalt ausgesetzt ist und damit auch der damit verbundenen Belastung, lassen sich Verbindungen zu vielen Gesundheitsproblemen erkennen. Negative Erlebnisse in der Kindheit führen offensichtlich zu vielen Erkrankungen im Erwachsenenalter. Zu einer traumatischen Kindheit zählen „verbaler, körperlicher oder sexueller Missbrauch bzw. Misshandlungen genauso wie ein gestörtes Familienleben", bei dem das Kind häusliche Gewalt beobachtet.[2] Tragisch, dass häufig gerade diejenigen, die aufs Engste mit einem Menschen verbunden sind – die Familienangehörigen – solche Gewalttaten verüben können. Das Heim, das eigentlich der „Himmel auf Erden" sein sollte, eine Zuflucht und ein sicherer Hafen, erfüllt von Wärme und Liebe, kann hinter verschlossenen Türen ein gefährlicher und furchteinflößender Ort sein.

Eine solch ungesunde Umgebung wird zur Quelle für chronischen Stress, der zu Krankheiten und sogar zum Tod führen kann. Bei Erwachsenen, die als Kinder misshandelt oder missbraucht worden sind, besteht eine um 60 % größere Gefahr, an Diabetes zu erkranken.[3] Auch Studien zum Thema „Vernachlässigung in der Kindheit" zeigen ein erhöhtes Diabetesrisiko.[4] Die gegenwärtige Diabetes-Pandemie gibt zu großer Besorgnis Anlass, wenn man diese Ursachen bedenkt. Wer hätte gedacht, dass Diabetes etwas mit den Familienbeziehungen zu tun haben könnte? Doch die Gesundheitsstörungen gehen noch weit über Diabetes oder eine niedrige Immunabwehr hinaus. Traumatische Erlebnisse in der Kindheit spielen auch bei Krebs und Herz-Kreislauferkrankungen eine Rolle, bei Fettsucht, Übergewicht und vorzeitigem Tod.[5] Die Beweislage ist eindeutig: Wenn starker Stress das Immunsystem in der Kindheit schwächt und das empfindliche Zusammenspiel der Seele durch Missbrauch oder Misshandlungen gestört wird, können später im Leben zahlreiche körperliche, seelische und geistige Krankheiten auftreten.

Wirkung auf die geistig-seelische Gesundheit

Schädliche Beziehungen im Elternhaus können tatsächlich Gehirnschäden verursachen. Die Teile des Gehirns, die dadurch beeinträchtigt werden, spielen im Kurz- und Langzeitgedächtnis eine wichtige Rolle.[6] Außerdem leiden Kinder und Erwachsene, die Opfer familiärer Gewalt wurden, häufig unter Ängsten, Schuldgefühlen und Scham. Sie fühlen sich ausgegrenzt. Diese negativen Emotionen tragen bei Männern wie Frauen zu psychischen Krankheiten wie Depressionen, Bipolaren Störungen und Posttraumatischen Belastungsstörungen bei.[7]

Kindesmisshandlung oder Armut in früher Kindheit schädigen unser Immunsystem. Menschen, die dies erfahren haben, zeigen deshalb häufig einen anormalen Verlauf von Entzündungen. Außerdem tragen sie ein erhöhtes Diabetes-

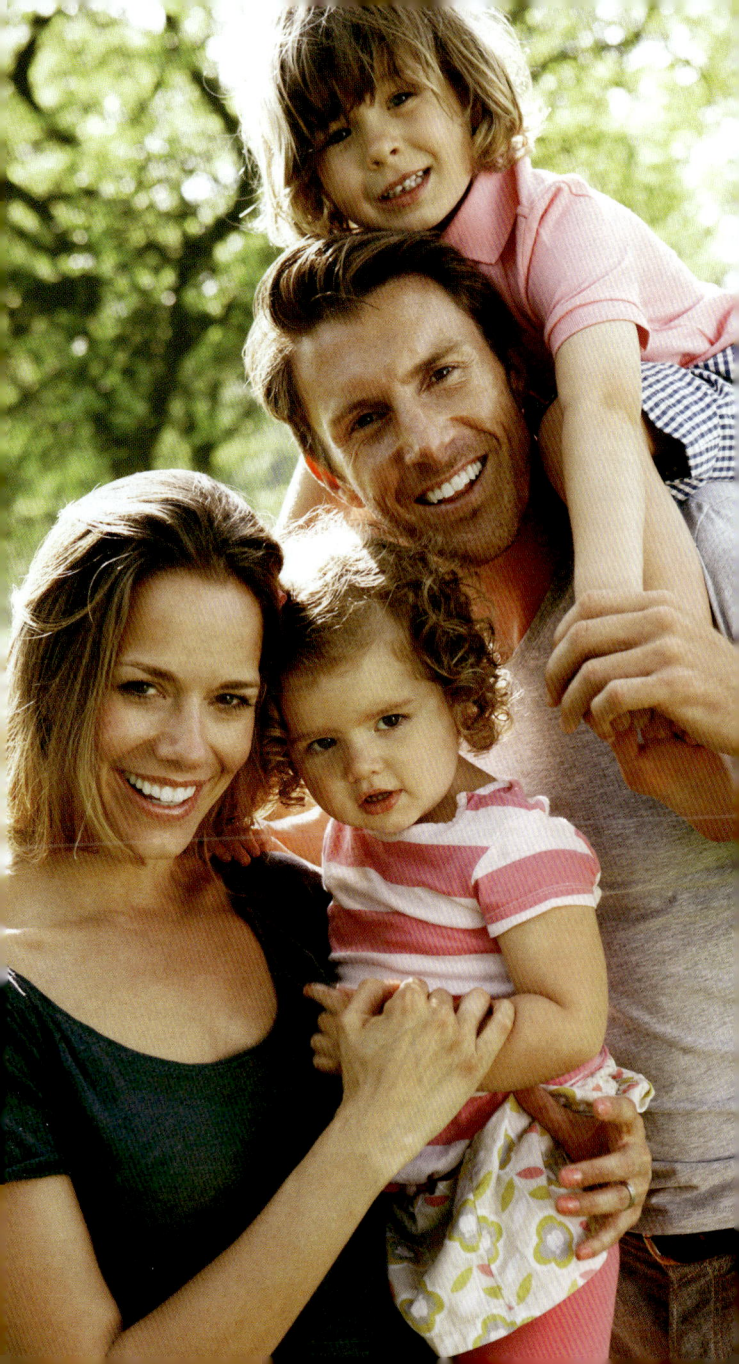

risiko! Solche Störungen des Immunsystems treten übrigens nicht nur bei Kindesmissbrauch oder Misshandlungen auf, sondern auch bei Erwachsenen, in Konfliktsituationen mit ihren Partnern oder anderen Personen, mit denen man z.B. geschäftlich intensiver zu tun hat – besonders wenn sich diese Auseinandersetzungen über längere Zeit hinziehen.

Auswirkung auf die Volksgesundheit

Forschungen zufolge besteht nicht nur ein Zusammenhang zwischen Missbrauch und Gewalt in allen möglichen Formen einerseits und einer erhöhten Sterblichkeitsrate andererseits. Sie wirken sich sogar negativ auf die ganze Gesellschaft aus. Weltweit sind Gewalt und Missbrauch zu einem Hauptproblem geworden.

Die folgenden Statistiken machen bewusst, wie sich Gewalt und Missbrauch auf die Gesundheit auswirken: Ein Drittel aller Morde an Frauen weltweit sind Beziehungsdelikte, oft vom Ehemann oder Lebensgefährten des Opfers begangen.[8] Solche Gewalttaten stehen gewöhnlich am Ende einer langen Geschichte von Missbrauchsbeziehungen. Laut den Gesundheitsbehörden der USA zählen Gewalttaten zu den acht Hauptursachen, die die Gesundheit amerikanischer Bürger bedrohen.

Schützende Faktoren

Aber zum Glück gibt es trotz dieser vielen negativen Forschungsergebnisse Hoffnung für alle, die Opfer von häuslicher Gewalt waren. Nicht jeder, der eine Missbrauchsbeziehung erlebt, entwickelt die genannten Krankheiten. Ihre „Resilienz", wie man es oft bezeichnet, lässt viele Betroffene ihre Belastungen dadurch überwinden, dass sie erfolgreiche Bewältigungsstrategien nutzen können.

Alle, die häusliche Gewalt erlebt haben, dürfen aufatmen, denn solche positiven Bewältigungsmechanismen können dazu beitragen, dass ihre Wunden heilen.

Dazu gehören die Pflege eines gesunden Gefühlslebens, die Fähigkeit, flexibel zu reagieren, die selbstlose Anteilnahme am Wohlbefinden anderer Menschen, die Unterstützung durch andere Menschen sowie die Inanspruchnahme von Glauben, Religion oder Spiritualität.[9]

Tatsächlich weisen einige Studien darauf hin, dass Dankbarkeit und ganz besonders die Bereitschaft zur Vergebung[10] angesichts von Traumata und Missbrauch einen starken Beitrag zur seelischen Widerstandskraft leisten. Bei der Therapie von (sexuellem) Missbrauch ist allerdings die gründliche Aufarbeitung unerlässlich. Dazu kann auch gehören, dass der Täter angeklagt und verurteilt wird. Eine vorschnelle Vergebung und ein Verdrängen des Geschehenen sind nicht heilsam.

Vergebung und Dankbarkeit können wie Heilsalbe wirken. Sie sind Schutzfaktoren, die uns helfen, mit Krankheiten, die aus Missbrauchsbeziehungen erwachsen sind, umzugehen. Wenn wir von einem Menschen tief verletzt werden und dem Täter nicht vergeben, lassen wir es zu, dass er uns zum zweiten Mal schädigt. Unversöhnlichkeit zerstört unsere Gesundheit und hält uns in der Bitterkeit gefangen. Das raubt uns die Freude, die uns Gott so gerne schenken möchte. So wie Jesus denen vergab, die ihn ans Kreuz schlugen – obgleich sie seine Vergebung nicht verdient hatten – können auch wir jenen Menschen vergeben, die uns verletzt haben, selbst wenn das völlig ungerechtfertigt scheint. Anderen zu vergeben heißt nicht, ihre Handlungsweise zu billigen oder das zu rechtfertigen, was sie uns angetan haben. Vielmehr bedeutet Vergebung, einen anderen aus unserer Verurteilung zu entlassen und ihn nicht mehr anzuklagen, weil Christus uns selbst aus unserer Verurteilung entlassen hat, als wir es nicht verdienten. Paulus machte das ganz klar: „Seid stattdessen freundlich und mitfühlend zueinander und vergebt euch gegenseitig, wie auch Gott euch durch Christus vergeben hat" (Epheser 4,32).

Alle, die das herzzerreißende Trauma einer Missbrauchsbeziehung erleiden mussten, werden von einer Frage umgetrieben: „Wo war Gott in all dem?" Schmerz und Ungerechtigkeit überschwemmen unseren Planeten. Das Leben ist oft furchtbar ungerecht. In unserer Welt stoßen wir auf Gutes und Böses, Freude und Kummer, Liebe und Hass, Gesundheit und Krankheit. Manchmal bringen wir uns selbst in Leid und Not, weil wir falsche Entscheidungen getroffen haben. Doch viel zu oft haben wir überhaupt nichts falsch gemacht, und trotzdem klebt uns der Kummer an. Wir erleiden ein Trauma. Unsere Tränen strömen, die Tragödie überwältigt uns. Doch trotz dieser Ungerechtigkeit des Lebens ist uns Gott nahe. Er wird uns nie verlassen oder sich von uns abwenden (siehe Hebräer 13,5). Wenn wir es zulassen, wird er uns stärken und ermutigen. Er heilt auch heute noch gebrochene Herzen. Er befreit Gefangene und hilft den Unterdrückten (siehe Lukas 4,18).

Eine biblische Wahrheit, die unser Leben verändert, lautet: „Gott ist Liebe" (1. Johannes 4,8). Sein Handeln an uns ist immer und ausschließlich von Liebe geprägt. Er würde niemals etwas tun, was uns bleibenden Schaden zufügt. Auch wenn wir schmerzliche und traumatische Kindheitserlebnisse hatten, wurden sie doch nicht von Gott verursacht, und wir selbst tragen dafür auch keinerlei Verantwortung. Sie waren das Ergebnis von schädlichen und zerstörerischen Entscheidungen, die andere getroffen hatten. Fühlen Sie sich vielleicht für etwas schuldig, über das Sie überhaupt keine Kontrolle hatten? Oder klagen Sie Gott dafür an? Klafft in Ihrem Herzen eine schmerzende Wunde, weil Sie als Kind verletzt, emotional betrogen oder körperlich oder seelisch misshandelt wurden? Jesus versteht das. Er selbst wurde betrogen und verprügelt, verspottet und zurückgewiesen. Die Leute erzählten Lügen über ihn und lachten ihn aus. Seine Feinde verfluchten ihn und brachten ihn ans Kreuz. Doch trotz dieser schrecklichen Ungerechtigkeit verlor er nie das Vertrauen zur Liebe und Fürsorge seines himmlischen Vaters. Weil er nachempfinden kann, was Sie durchgemacht haben, ist er Ihnen nahe. Er will Ihr Herz heilen und Ihnen neue Zuversicht für Ihr Leben schenken.

Haben Sie sich schon einmal gefragt, wozu die Beziehungen zwischen Menschen überhaupt gut sind? Warum gibt uns Gott Väter, Mütter, Brüder, Schwestern, Ehemänner, Ehefrauen, Söhne, Töchter und Freunde? Jede zwischenmenschliche Beziehung ist ein Baustein im Plan Gottes, der uns einen anderen Gesichtspunkt der Liebe Gottes aufzeigen soll. In der Bibel stoßen wir auf Beschreibungen, die Gott als einen fürsorglichen Vater schildern, auf eine mitleidige und sanfte Mutter, einen liebenden Ehemann, eine zärtliche Ehefrau, einen beschützenden großen Bruder, eine zuhörende und verständnisvolle Schwester und einen treuen Freund. Gott offenbart seine Liebe durch das Prisma der menschlichen Beziehungen.

Doch was geschieht, wenn solche Beziehungen in die Brüche gehen, ohne dass wir etwas dafür können? Was, wenn sie statt der guten Charaktereigenschaften Gottes die Sündhaftigkeit des Menschen und die zerstörerische Gewalt der Selbstsucht widerspiegeln? Wenn wir lernen, Gott zu vertrauen, wird er diese zerbrochene Beziehung ersetzen und unsere Herzen mit der Liebe erfüllen, die wir eigentlich von unserem Vater, unserer Mutter, unserer Schwester, dem Bruder, dem Ehemann, der Ehefrau oder dem Freund bekommen sollten. Lesen Sie die unten aufgeführten Bibelstellen und freuen Sie sich darüber, dass Gott auch das tiefste Bedürfnis Ihres Herzens stillen kann:

Psalm 103,13: „Wie sich ein Vater über seine Kinder zärtlich erbarmt, so erbarmt sich der Herr über alle, die ihn fürchten."

Psalm 68,6: „Vater der Waisen und Helfer der Witwen – das ist Gott in seiner heiligen Wohnung."

Jesaja 49,15: „Kann eine Mutter etwa ihren Säugling vergessen? Fühlt sie etwa nicht mit dem Kind, das sie geboren hat? Selbst wenn sie es vergessen würde, vergesse ich dich nicht!"

Jesaja 54,5: „Denn dein Schöpfer ist dein Ehemann. Sein Name ist Herr, der Allmächtige! Er, der Heilige Israels, ist dein Erlöser, er wird der Gott der ganzen Erde genannt."

Sprüche 18,24: „Ein wahrer Freund [Jesus] ist treuer als ein Bruder."

Das sind nur einige Beispiele aus der Bibel, die die enge Beziehung schildern, die Gott – der himmlische Vater, Jesus, sein Sohn, und der Heilige Geist – mit uns haben will. Wenn unser Leben hinter verschlossenen Türen in Stücke geschlagen wurde, können wir trotzdem neue Hoffnung schöpfen: Gott wird unser Leben wieder zusammenfügen und unseren inneren Mangel stillen. Liebe, die vom Herzen eines unbegrenzten und ewigen Gottes fließt, ist heilende Liebe. In ihm wird unser Leben neu. Durch ihn können wir wieder hoffen, und seinetwegen können wir uns dem Leben mit neuer Lebensfreude stellen.

1 J. K. Kiecolt-Glaser et al., „Psychosocial Enhancement of Immunocompetence in a Geriatric Population", Health Psychology 4 (1985): 25-41.

2 Centers for Disease Control and Prevention, „Adverse Childhood Experiences Reported by Adults", available at www.cdc.gov/mmwr/preview/mmwrhtml/mm5949a1.htm.

3 V. J. Felitti et al., „Relationship of Childhood Abuse and Household Dysfunction to Many of the Leading Causes of Death in Adults", American Journal of Preventive Medicine 14 (1998): 245-258.

4 R. D. Goodwin and M. B. Stein, „Association Between Childhood Trauma and Physical Disorders Among Adults in the United States", Psychological Medicine 34 (2004): 509 -520.

5 Centers for Disease Control and Prevention, „Adverse Childhood Experiences Reported by Adults."

6 A. Danese and B. S. McEwen, „Adverse Childhood Experiences, Allostasis, Allostatic Load, and Age-related Disease", Physiology & Behavior 106 (2012): 29-39.

7 J. McCauley et al., „Clinical Characteristics of Women With a History of Childhood Abuse: Unhealed Wounds", JAMA 277 (1997): 1362-1368.

8 H. Stöckl et al., „The Global Prevalence of Intimate Partner Homicide: A Systematic Review", The Lancet 382 (2013): 859-865.

9 K. Tusaie and J. Dyer, „Resilience: A Historical Review of the Construct", Holistic Nursing Practice 18 (2004): 3-8.

10 A. J. Miller et al., „Gender and Forgiveness: A Meta-Analytic Review and Research Agenda", Journal of Social and Clinical Psychology 27 (2008): 843-876.

Kapitel 6

SIE SIND, WAS SIE DENKEN

Eine positive Einstellung spendet Leben: Fördern Sie sie!

Haben Sie sich auch schon darüber gewundert, weshalb Ihr Denken manchmal von schlechten Dingen regelrecht überflutet wird? Haben Sie sich gefragt, wie man solche negativen Gedanken in positive verwandeln könnte? Ist Ihnen aufgefallen, welche Wirkung Ihre Einstellung auf Ihr Handeln hat, wenn Sie eine wichtige moralische Frage entscheiden müssen oder in einem ethischen Zwiespalt stecken?

In einer vom Militär durchgeführten Studie wurde die Entscheidungsfähigkeit nach Schlafentzug untersucht. Die Wissenschaftler fanden heraus, dass die Studienteilnehmer nach zwei schlaflosen Nächten nur noch eingeschränkt fähig waren, angesichts emotional geladener moralischer Konflikte Entscheidungen zu treffen.[1] Ein weiteres, vielleicht sogar noch bedeutenderes Ergebnis war jedoch, dass einige der Studienteilnehmer aufgrund des Schlafentzugs ihre Ansicht von dem, was moralisch akzeptabel war, änderten – allerdings nicht alle. Diejenigen, die zu Beginn der Studie ein hohes Maß an „emotionaler Intelligenz" aufwiesen, blieben bei dem, was sie vorher als moralisch angemessen empfunden hatten.

Diese Studie bestätigt wie viele andere die zeitlose Wahrheit aus Sprüche 23,7: „Denn wie er in seiner Seele berechnend denkt, so ist er" (SLT). Unsere Einstellung formt unsere Reaktionen auf Alltagssituationen. Unsere Gedanken entscheiden über unsere Handlungen. Unser Verhalten ist eine Folge unseres Denkens. Wir setzen die Bilder um, die wir auf den „Bildschirm unseres Gewissens" werfen. Natürlich müssen wir alle damit rechnen, dass wir ab und zu in eine moralische Zwickmühle geraten, die uns gefühlsmäßig stark belastet. Wie reagieren wir, wenn das passiert? In solchen Lebenslagen ist die emotionale Intelligenz ein großer Vorteil.

Was ist emotionale Intelligenz?

Früher hat man die Intelligenz als eine kognitive oder mentale Fähigkeit eines Menschen betrachtet. Das Werkzeug zum Messen des Intelligenzquotienten war der IQ-Test. 1983 stellte der Entwicklungspsychologe Howard Gardner in seinem Buch Frames of Mind die Theorie der multiplen Intelligenzen auf. Statt Intelligenz als eine einzelne logische Fähigkeit zu definieren, sollten wir sie als eine Gesamtheit von acht Intelligenzen betrachten. Später fügte Gardner noch eine neunte hinzu. Sie lassen sich wie folgt beschreiben: naturalistische Intelligenz (die Begabung, die Natur wahrzunehmen und zu verstehen), musikalisch-rhythmische Intelligenz (Musikalität), logisch-mathematische Intelligenz (Begabung für Zahlen und Logik), interpersonale Intelligenz (zwischenmenschliches Geschick), körperlich-kinästhetische Intelligenz (Körpergefühl und Bewegungstalent), sprachlich-linguistische Intelligenz (Sprachbegabung), intrapersonelle Intelligenz (Selbstwahrnehmung), bildlich-räumliche Intelligenz (räumliches Sehen), existenzielle oder spirituelle Intelligenz (Umgang mit Lebensfragen).[2]

1995 gab dann der Psychologe und Wissenschaftsjournalist Daniel Goleman ein Buch mit dem Titel Emotionale Intelligenz heraus, das weltweit zum Bestseller wurde und eine Art der Intelligenz allgemein bewusst machte, die bislang nur als Gefühlsstärke betrachtet worden war – als die Fähigkeit, Gefühle zu erkennen, zu bewerten und zu steuern. Nach Goleman umfasst die emotionale Intelligenz fünf unterschiedliche Bereiche:[3]

1. die eigenen Emotionen kennen
2. mit den eigenen Emotionen umgehen
3. die Emotionen anderer erkennen
4. Umgang mit Beziehungen
5. Selbstmotivation zur Erreichung von Zielen

Diese Fähigkeiten sind alle wichtig, denn wir müssen ständig Emotionen erkennen und mit ihnen umgehen.

Die Rolle der Emotionalen Intelligenz

Die Emotionale Intelligenz (EQ) hat aber nicht nur mit Entscheidungen zu tun, die wir treffen müssen. Studien zeigen, dass die Arbeitsstelle, die ein Akademiker nach Abschluss seines Universitätsstudiums findet, wohl Rückschlüsse auf seinen IQ zulässt. Ob er jedoch in diesem Beruf auch Karriere macht oder gut zurechtkommt, hat mit dem IQ nur wenig zu tun.[4] Es hat auch nichts mit den Schulnoten zu tun, sondern vielmehr mit dem EQ. Unser Erfolg und unser Glück im Leben sind viel enger mit dem EQ verknüpft als mit irgendeiner anderen Art der Intelligenz.

Zahlreiche wissenschaftliche Studien belegen, dass die Steigerung des EQ Depressionen vorbeugt oder sie leichter behandelbar macht. Er schützt auch vor Phobien, Zwangsstörungen, posttraumatischen Belastungsstörungen, Magersucht, Bulimie und Abhängigkeiten wie Alkoholismus.[5] Das Zwölf-Schritte-Programm der Anonymen Alkoholiker weist bemerkenswerte Erfolge auf, doch es wirkt vier Mal besser, wenn man es mit einem Programm kombiniert, das die emotionale Intelligenz fördert.

Und wenn jemand gar nicht suchtkrank und auch sonst ziemlich gesund ist? Wenn sein EQ gefördert wird, hilft ihm das, noch klarer zu denken und sich noch verständlicher auszudrücken. Außerdem wird die Einheit in Gruppen gestärkt. Polarisierende Aussagen werden verringert und Glück und Zufriedenheit im Leben gefördert.

Was unsere Emotionale Intelligenz beeinflusst

Wissenschaftler haben in den letzten zehn Jahren die Einflüsse auf unseren EQ gründlich erforscht. Unsere Erbmasse, die Erlebnisse in früher Kindheit und das gegenwärtige Maß an emotionaler Unterstützung spielen allesamt eine Rolle. Und ebenso das, was wir essen.

Bonnie Beezhold hat nachgewiesen, dass zwischen einer hauptsächlich aus Pflanzen bestehenden Kost und einer positiveren Stimmung eine Beziehung besteht.[6] Die Umstellung auf eine vegetarische Ernährung verringert Stress, Sorgen und Depressionen. Das liegt offenbar daran, dass pflanzliche Nahrung keine Arachidon-Säure enthält, eine entzündungsfördernde Fettsäure, die reichlich in Fleisch und Fisch vorkommt.

Auch unsere Beschäftigungen haben eine Auswirkung auf unseren IQ und den EQ. Häufiger Konsum von Unterhaltungssendungen im Fernsehen senkt die eigene Kreativität und verschlechtert die Schulnoten.[7] Außerdem können diese Personen ihre Gefühle weniger gut steuern, was zu einer Zunahme von Gewalttaten und sexuellen Straftaten führt.[8] Auch das Internet, Videos und Videospiele zu Unterhaltungszwecken wirken sich nachteilig aus. Das hat auch der Apostel Paulus festgestellt, als er darauf hinwies, dass wir dem ähnlich werden, was wir oft betrachten (siehe 2. Korinther 3, 18).

Den größten Einfluss auf unseren EQ hat allerdings das, was wir glauben. Unsere Überzeugungen – also wie wir Ereignisse bewerten und Probleme lösen – und unsere mehr oder weniger stillen Selbstgespräche formen in hohem Maß unsere Gefühlswelt. Deshalb haben unsere Überzeugungen viel mehr als die äußeren Umstände unseres Lebens damit zu tun, wie wir uns fühlen.

Betrachten wir ein Beispiel aus der Bibel. Angestellte der Stadtverwaltung ließen Silas und Paulus verhaften und grausam auspeitschen, ohne sie rechtmäßig verurteilt zu haben. Dann warfen sie die beiden auf einen rauen und schmutzigen Boden und fixierten ihre Füße in einem Holzblock (siehe Apostelgeschichte 16, 22–24). Doch die Männer sangen Lieder, in denen sie Gott lobten. Weshalb? Weil ihre Gedanken stärker waren als das, was hier tatsächlich vor sich ging. Wir können emotionale Intelligenz erlernen und weiterentwickeln, indem wir einige Grundsätze beachten und umsetzen. Wir wollen drei davon anhand biblischer Beispiele verdeutlichen.

Erster Fall: Saul

König Saul war ein hochgewachsener und gut aussehender Mann aus reichem Haus (siehe 1. Samuel 9, 1-2). Solche Merkmale haben allerdings wenig mit emotionaler Intelligenz zu tun. In seinem Gemüt kamen negative Gedanken auf, die unvernünftig und verkehrt waren. Wir wissen von mindestens drei Ursachen seiner geistige Verwirrung.

1. *Denkfehler durch Verdrehung der Größenverhältnisse.* Das heißt: Unwichtiges als sehr groß darstellen und anderes, was wirklich bedeutsam ist, verkleinern.

   Auf welche Weise minimierte Saul etwas Wichtiges? Als er mit seinem Fehlverhalten konfrontiert wurde, schob er die Schuld auf andere und versuchte sich selbst zu rechtfertigen (siehe 1. Samuel 15,20-21). Er beklagte sich beim Propheten Samuel, der ihm seine Schuld aufgezeigt hatte: „Warum sprichst du eigentlich nicht über das, was ich genau richtig gemacht habe? Du konzentrierst dich auf meine Fehler, die im Übrigen gar nicht so schlimm sind." Er lernte nicht aus seinen Fehlern.

2. *Die Ansicht, ungerecht behandelt zu werden.* Saul wurde wegen seiner eigenen Schuld verurteilt, und er meinte, sein kleiner Fehltritt sei viel zu hart bestraft worden. Doch stimmte das? Immerhin hatte Gott persönlich dieses Urteil gefällt. Wir müssen zugeben, dass nicht jeder Mensch immer fair behandelt wird. Aber auch in offensichtlich ungerechten Situationen wird das ständige Grübeln über diese Ungerechtigkeit unausweichlich zu schweren emotionalen Störungen führen.

3. *Unangemessene Selbsteinschätzung* (siehe 1. Samuel 15,16-19). Das war der dritte Punkt in Sauls verkehrtem Denken, der sich mit der Selbstüberschätzung verknüpft. Wir können das auch als gekränkten Stolz bezeichnen, der leicht zur Überempfindlichkeit führt. In seinem Fall wurde dies besonders dadurch verstärkt, dass seine Untertanen – und

vor allem die Frauen – seinem Rivalen David zugetan waren (siehe 1. Samuel 18, 6-9).

Wenn wir uns nicht vom „Applaus" anderer Leute abhängig machen, wenn wir bescheiden sind und uns selbst nicht überschätzen, sind wir viel weniger gefährdet, durch Kritik oder Enttäuschungen niedergedrückt zu werden. Das heißt aber nicht, dass wir gering von uns denken sollten! Dass Christus auch für einen einzigen Menschen gestorben wäre, verleiht jedem Menschen einen unermesslichen Wert. Doch wenn wir meinen, wir seien wichtiger als der Mensch, der gerade neben uns sitzt – für den Christus ebenfalls gestorben ist –, dann haben wir die Grenzlinie zur Arroganz und zum Stolz überschritten.

Obwohl Saul ein großartiges Potential hatte, war er selbstsüchtig und hat Gott niemals völlig vertraut und gehorcht. Ebenso hat er seinen Stolz nie länger als für einige wenige Tage aufgegeben. Schließlich endete sein Leben unter gewaltigem Stress im Angesicht seiner Feinde mit Selbstmord.

Zweiter Fall: Salomo

Ein weiterer Denkfehler passiert durch emotionales Schlussfolgern, zum Beispiel durch den Gedanken: Weil ich mich als Versager fühle, bin ich ein Versager. Ich fühle mich überfordert und hilflos, deshalb sind meine Probleme unlösbar. Oder: Ich fühle mich als König der Welt, deshalb bin ich unbesiegbar. Ich ärgere mich über dich, und das ist der Beweis dafür, dass du grausam und unsensibel bist. Solche rein emotionalen Überlegungen führen oft in den Teufelskreis der Abhängigkeit.

Salomo schrieb im biblischen Buch Prediger: „Ich sagte mir: ‚Dann schaffe ich mir ein angenehmes Leben und genieße das Gute'. Doch ich erkannte, dass auch darin kein Sinn liegt. ... Wenn mir etwas ins Auge stach, was ich haben wollte, nahm ich es mir. Ich versagte mir keine einzige Freude" (Prediger 2, 1,10).

„Ich will genauso Spaß am Leben haben wie die anderen Leute", dachte Salomo. Interessanterweise haben wir heute tatsächlich mehr Möglichkeiten, Spaß und Vergnügen zu erleben, als jemals zuvor, und doch ist die Depression in unserer Gesellschaft zur Massenkrankheit geworden. Wenn durch Vergnügungen die Depression verhindert oder gemindert werden könnte, sollten wir heute eigentlich den geringsten Prozentsatz an Depressiven aufweisen. Das Gegenteil ist der Fall.

Die meisten Dinge, die den Menschen unserer Gesellschaft „Spaß machen", erhöhen kurzzeitig den Dopamin-Spiegel in unserem Gehirn und erzeugen dadurch das Gefühl des Vergnügens. Doch darauf folgt ein dramatischer Absturz dieses Pegels, der dabei noch weit unter den Durchschnittswert sinkt. Außerdem putschen uns derartige Vergnügungen umso weniger stark auf, je mehr wir sie suchen. Schon bald wird uns unser „Suchtverhalten" kaum noch über den Durchschnitt heben. In den Zeiten dazwischen fühlen wir uns zutiefst traurig und leer.

Das beschreibt auch Salomo: „Da wurde mir das Leben vollständig verleidet, denn es ist alles so sinnlos, als wolle man den Wind fangen … Ich verzweifelte fast" (Verse 17.20). Er war der reichste Mann der damals bekannten Welt, er besaß prächtige Paläste und Parkanlagen und hatte die schönsten Frauen geheiratet. Seine Zeitgenossen hielten ihn für den glücklichsten aller Menschen. Doch seine selbstsüchtige Jagd nach der eigenen Befriedigung brachte ihm kein Glück. „Durch seine eigene bittere Erfahrung lernte Salomo die Leere eines Lebens kennen, das in irdischen Dingen sein höchstes Gut sucht." [9]

Schließlich vollzog Salomo in seinem Denken und Leben eine Kehrtwende. Und wenn sein verkorkstes Leben wieder in die richtige Bahn gelenkt werden konnte, dann darf auch jeder andere hoffen!

Jonatan Martensson zeigt eine Lösung für alle, die ihr Denken auf reine Gefühle aufbauen: „Gefühle sind so ähnlich

wie Meereswellen", beobachtete er. „Wir können nicht verhindern, dass sie auf uns zurollen, aber wir können uns für die
Welle entscheiden, auf der wir surfen wollen." Wir können
unsere Wahl auf der Grundlage dessen treffen, was wahr und
richtig ist und mit dem Lebensplan Gottes übereinstimmt.

Dritter Fall: Elia

Elia „ging allein eine Tagesstrecke weit in die Wüste. Schließlich sank er unter einem Ginsterstrauch nieder, der dort stand,
und wollte nur noch sterben. ‚Ich habe genug, HERR', sagte
er. ‚Nimm mein Leben, denn ich bin nicht besser als meine
Vorfahren!'" (1. Könige 19,4) Dieser alttestamentliche Prophet
hatte keineswegs ein übertriebenes Selbstwertgefühl. Er hatte
sich auch nicht in einen vergnügungsorientierten Lebensstil
verwickeln lassen. Er lebte sehr bescheiden und einfach. Und
doch litt er an einer schlimmen Depression.

Er war ein Mann, der Gottes Willen immer befolgt hatte.
Kürzlich hatte er erlebt, wie Gott auf übernatürliche Weise
am Berg Karmel eingriff und ein Wunder wirkte. Doch am
gleichen Abend verkündete ihm jemand, dass er am nächsten
Tag umgebracht werden sollte. Da geriet er in Panik. Hatte
Elia nicht gute Gründe, sich vor der Königin Isebel zu fürchten? Durchaus, denn sie hatte alle anderen Propheten Gottes
ermorden lassen. Doch statt sich auf den Schutz Gottes zu
verlassen, drehte er sich auf dem Absatz herum und rannte
davon. Vierzig Tage später war er so niedergeschlagen, dass
er sterben wollte.

Gott musste Elia ein Anti-Depressions-Programm ver-
ordnen. Wie viele andere depressive Menschen wollte der
Prophet im Dunkeln bleiben – in einer Höhle. Gott hatte ein
Erdbeben und einen Wirbelsturm geschickt, um ihn aus der
Höhle hervorzuholen – ins helle Licht. Danach wandte der
Herr aber das Mittel an, das für Elias Gesundung am wichtig-
sten war. Er sorgte für „Kognitive Verhaltenstherapie", um das
verkehrte Denken des Propheten geradezurücken.

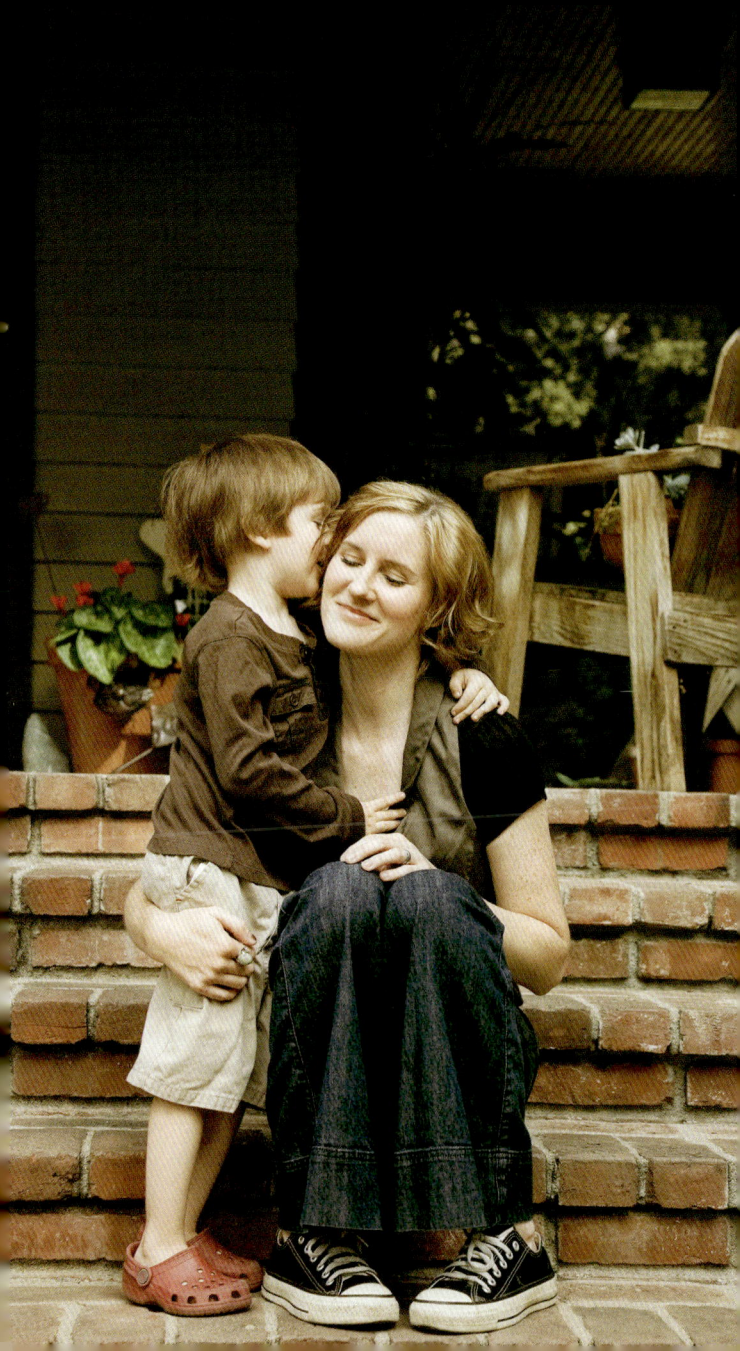

Elias Störung hieß Verallgemeinerung. „Ich bin der Einzige, der sich vor Baal[10] nicht niedergeworfen hat", behauptete er. Der Herr ließ das beim ersten Mal auf sich beruhen. Aber als der Prophet diese Unwahrheit wiederholte, konnte Gott nicht zulassen, dass er sich noch länger in dieser selbstzerstörerischen Verallgemeinerung badete. „Elia", sagte der Herr, „es gibt noch 7.000 andere, die sich ebenfalls nicht vor Baal niedergeworfen haben!"

Damit Elia seine Depression überwinden konnte, gab ihm Gott einige Spezialaufträge (siehe 1. Könige 19,15.16). Der Prophet befolgte alles, was ihm Gott befohlen hatte, und er wurde wieder gesund! Aber nicht nur das: Gott nahm Elia in den Himmel auf, ohne dass er den Tod schmecken musste (siehe 2. Könige 2,11).

Endlich frei!

Wenn wir falsch oder verkehrt denken, werden wir auch unangemessen fühlen – und die Kombination unserer Gedanken und Gefühle macht unsere Persönlichkeit aus, unseren Charakter. Doch die gute Nachricht ist, dass uns eine Neuorientierung unseres Denkens tatsächlich verändert! Die Bibel sagt: „Lasst euch von Gott durch Veränderung eurer Denkweise in neue Menschen verwandeln" (Römer 12,2). Es reicht nicht, dass wir unsere Denkweise als verkehrt erkennen. Wir müssen sie auch korrigieren und durch wahre und realistische Gedanken ersetzen, die ihre Quelle bei Gott haben.

Wie können wir unsere emotionale Intelligenz schützen und fördern? Indem wir gesunde Nahrung verzehren, genügend schlafen, schädliche Unterhaltung im Internet, Film und Fernsehen meiden. Und indem wir Denkstörungen zurückweisen: Selbstüberschätzung, Gefühlsduselei, Verallgemeinerungen usw.[11] Wir müssen unser Denken mit richtigen und wahren Gedanken füllen, die von einem Verständnis dessen geprägt sind, was Gott für unser Leben geplant hat.

Christus sagt: „Dann werdet ihr die Wahrheit erkennen, und die Wahrheit wird euch frei machen" (Johannes 8,32).

Wie werden wir negative Denkweisen los? Indem wir sie durch positive Gedanken ersetzen. Selbstvorwürfe und depressive Gedanken werden uns immer wieder durch den Kopf schießen. Doch in solchen Zeiten ist der Rat des Apostels Paulus äußerst hilfreich: „Denkt nicht an weltliche Angelegenheiten, sondern konzentriert eure Gedanken auf ihn! Denn ihr seid gestorben, als Christus starb, und euer wahres Leben ist mit Christus in Gott verborgen. Wenn Christus, der euer Leben ist, der ganzen Welt bekannt werden wird, dann wird auch sichtbar werden, dass ihr seine Herrlichkeit mit ihm teilt" (Kolosser 3,2-4). Betrachtet diese Anweisung Gottes genau: Zuerst empfiehlt er unsere Gedanken nach „oben" zu richten. Wir könnten das auch folgendermaßen zusammenfassen: „Entscheidet euch, euer Denken mit der Wirklichkeit der göttlichen Wahrheit zu füllen. Lasst nicht zu, dass die Denkfehler, die der Teufel euch einflüstert, euer Denken formen!"

Die Konzentration auf Christus und auf die göttlichen Wahrheiten ist ein entscheidender Faktor in unserem Denken, und zwar aus zwei Gründen: Erstens wird uns neu bewusst, dass „unser wahres Leben mit Christus in Gott verborgen ist." Wenn wir mit Christus eng verbunden bleiben – „in ihm sind" –, dann sind wir bei Gott angenommen und als seine Kinder bestätigt. Und in ihm sind wir geborgen und geschützt. Er ist unsere Zuflucht und unsere Kraftquelle. Am Kreuz hat Jesus über alle Mächte des Bösen gesiegt. Sein Sieg ist auch unser Sieg (siehe Kolosser 2,15). Nichts und niemand kann uns aus seiner Hand reißen (siehe Johannes 10,27.28). Nichts kann uns von seiner Liebe trennen (siehe Römer 8, 35-39). Und niemand kann uns den tiefen inneren Frieden und die Freude rauben, wenn wir täglich neu im Glauben diese Wahrheit erfassen: Unser wahres Leben ist unter Gottes Schutz in Jesus geborgen.

Zweitens ist die Ausrichtung auf Christus deshalb so stark lebensverändernd, weil uns Christus bei seiner Wiederkunft

Anteil an seiner Herrlichkeit geben wird. Diese Hoffnung macht uns so viel Mut, dass wir alle Not und alle Anfeindungen überstehen können. Jesus kommt wieder und holt uns heim. Eines Tages wird es Sorgen, Leiden, Krankheiten und Depressionen nicht mehr geben. Die Unterdrückung und die Ungerechtigkeiten der Vergangenheit verblassen im Licht der Ewigkeit. Nur durch Christus können wir positiv denken, hoffnungsvoll, zuversichtlich und freudig sein – heute und morgen und bis in alle Ewigkeit.

1   W.D.S. Killgore et al., „The Effects of 53 Hours of Sleep Deprivation on Moral Judgment", Sleep 30 (2007): 345-352.

2   Siehe Howard Gardner, „Frames of Mind: The Theory of Multiple Intelligences", Basic Books, New York, 2003.

3   Siehe Daniel Goleman, „Emotional Intelligence: Why It Can Matter More Than IQ", Bantam Books, New York, 1995.

4   M. D. Aydin et al., „The Impact of IQ and EQ on Pre-eminent Achievement in Organizations: Implications for the Hiring Decisions of HRM Specialists", International Journal of Human Resource Management 16 (2005): 701-719.

5   L. M. Ito et al., „Cognitive-behavioral therapy in social phobia", Revista Brasileira de Psiquiatria 30 (2008): S96-101; T. D. Borkovec and E. Costello, „Efficacy of Applied Relaxation and Cognitive-Behavioral Therapy in the Treatment of Generalized Anxiety Disorder", Journal of Consulting and Clinical Psychology 61 (1993): 611-619; G. A. Fava et al., „Six-year Outcome of Cognitive Behavior Therapy for Prevention of Recurrent Depression", American Journal of Psychiatry 161 (2004): 1872-1876.

6   B. L. Beezhold, C. S. Johnston, and D. R. Daigle, „Vegetarian Diets Are Associated With Healthy Mood States: A Cross-sectional Study in Seventh Day Adventist Adults", Nutrition Journal 9 (2010), abrufbar unter www.nutritionj.com/content/pdf/1475-2891-9-26.pdf.

7   I. Sharif and J. D. Sargent, „Association Between Television, Movie, and Video Game Exposure and School Performance", Pediatrics 118 (2006): e1061-70.

8   L. R. Huesmann et al., „Longitudinal Relations Between Children's Exposure to TV Violence and Their Aggressive and Violent Behavior in Young Adulthood: 1977-1992", Developmental Psychology 39 (2003): 201-221; B. J. Bushman and C. A. Anderson, „Media Violence and the American Public: Scientific Facts versus Media Misinformation", American Psychologist 56 (2001): 477-489.

9   Ellen G. White, „Propheten und Könige", S. 52.

10 Baal war der westsemitische Wettergott, die wichtigste Gottheit im antiken heidnisch-kanaanäischen „Götterhimmel".

11 Neil Nedley, „The Lost Art of Thinking: How to Improve Emotional Intelligence and Achieve Peak Mental Performance", Nedley Publications, Ardmore, Oklahoma, 2011.

Kapitel 7

HOFFNUNG JENSEITS VON DEPRESSIONEN

Es kommt ein besserer Tag:
Freuen Sie sich darauf!

Depressionen sind ein weltweites Problem, das jeden Menschen treffen kann. Statistiken zufolge sind mehr als 350 Millionen Menschen aller Altersstufen betroffen. Depressionen sind weltweit der Hauptgrund für Arbeitsunfähigkeit und bilden einen wesentlichen Teil der weltweiten Krankheitslast. Studien zufolge werden die Zahlen in der Zukunft noch steigen.

Die Weltgesundheitsorganisation beschreibt die Depression als „eine weitverbreitete psychische Störung, die mit Traurigkeit, Interesselosigkeit und Verlust an Genussfähigkeit, Schuldgefühlen und geringem Selbstwertgefühl, Schlafstörungen, Appetitlosigkeit, Müdigkeit und Konzentrationsschwächen"[1] einhergeht. Im schlimmsten Fall kann eine Depression zu Selbstmord führen. Schätzungen zufolge sterben jedes Jahr eine Million Menschen im Zusammenhang mit Depressionen. Das ist umso beunruhigender, als man sich bewusst macht, dass es eine Reihe positiver Prinzipien und wirkungsvoller Behandlungsmöglichkeiten gibt, die für Betroffene eine große Hilfe sein können.

Selbst ein hoher Lebensstandard ist keine Garantie für Glück und Zufriedenheit. „Anhand ausführlicher Interviews mit über 89.000 Personen ließ sich nachweisen, dass 15 % der Einwohner von Industrienationen mit großer Wahrscheinlichkeit im Laufe ihres Lebens eine Depression entwickeln, im Vergleich zu 11 % der Einwohner von Ländern mit mittlerem oder niedrigem Einkommen. 5,5 % der befragten Personen gaben an, im vergangenen Jahr eine Depression gehabt zu haben."[2] Man sieht, dass Geld keine Lösung für Enttäuschungen, Entmutigung und Verzweiflung ist.

Dieselbe Studie ergab, dass Frauen etwa „doppelt so häufig unter Depressionen leiden wie Männer und der Verlust eines Partners – ganz gleich, ob durch Tod, Scheidung oder Trennung – einen wesentlichen auslösenden Faktor darstellt".[3] Es gibt verschiedene Ursachen für die Entstehung einer Depression. Bei manchen Menschen ist es ein genetisches Problem, das sich auf den Spiegel chemischer Substanzen im Gehirn, die Neurotransmitter, auswirkt, bei anderen ein belastendes Ereignis wie der Tod eines geliebten Menschen, der Verlust des Arbeitsplatzes, eine Scheidung oder eine ähnlich leidvolle Erfahrung. In vielen Fällen ist eine Depression die Folge einer Kombination aus einem chemischen Ungleichgewicht und einem auslösenden Ereignis. Unabhängig von der Ursache ist sie eine Beeinträchtigung des Lebens und muss gezielt behandelt werden.

Ein ernster Zustand

Eine Depression kann das normale Leben eines Menschen sehr einschränken. Millionen leben im Schatten von Traurigkeit, Schwermut und Hoffnungslosigkeit und haben oft mit Gefühlen der Unzulänglichkeit und Wertlosigkeit zu kämpfen. Depressionen treten in verschiedenen Schweregraden auf. Wir alle haben manchmal mit leichten depressiven Verstimmungen zu tun, doch 22 von 100 Frauen erfahren in ihrem Leben eine oder mehrere Episoden einer Depression*. Das ist fast doppelt so häufig wie bei Männern. Etwa 13 von hundert Männern sind in ihrem Leben von einer Form der Depression betroffen. Auch Kinder können daran erkranken. Geschlechtsspezifische Unterschiede treten allerdings erst nach dem Einsetzen der Pubertät zutage. Nach der Menopause nimmt die Anfälligkeit der Frauen für eine Depression wieder ab.

---

* Auch „Major Depression" genannt.

Mehrere Faktoren tragen dazu bei, dass Frauen eher von stressbedingten Depressionen betroffen sind als Männer. Sie sind auch für jahreszeitlich bedingte Depressionen etwa viermal anfälliger als Männer. Diese treten vor allem dann auf, wenn im Winter die Tage kurz und dunkel sind. Die Leute wachen im Dunkeln auf und gehen zur Arbeit, und wenn sie nach Hause kommen, ist es bereits wieder dunkel. So sind sie kaum dem Sonnenlicht ausgesetzt. Hormonschwankungen im fortpflanzungsfähigen Alter sind ein weiterer Faktor, der eine Depression begünstigen kann. Diese Schwankungen beeinflussen die Neurotransmitter im Gehirn und führen somit zu einer höheren Anfälligkeit für Depressionen.

In vielen Kulturen sind Frauen Männern gegenüber nicht gleichberechtigt, was auch eine Rolle beim Auftreten einer Depression spielen kann. Die Erwartungen, die an sie gestellt werden, wenn es darum geht, Kinder zu bekommen oder die Familienplanung zu übernehmen, führen dazu, dass sie oft unverhältnismäßig viel Verantwortung für die Fortpflanzung tragen. Unfruchtbarkeit oder eine Fehlgeburt können als Versagen der weiblichen Rolle gesehen werden. Auch Ovulationshemmer* können bei anfälligen Frauen zu einer Depression führen. Nach einer Entbindung können hormonelle Faktoren eine Rolle spielen. Was auch immer die Ursache sein mag, Frauen mit einer Depression verdienen es, ernstgenommen zu werden und brauchen eine Betreuung.

Die Symptome einer Depression sind von Mensch zu Mensch verschieden. Allgemein beklagen Betroffene jedoch über anhaltende Müdigkeit und Antriebslosigkeit. Weitere Symptome können Konzentrationsmangel und mangelnde Entscheidungsfreudigkeit sein. Schuldgefühle und ein niedriges Selbstwertgefühl können sich manchmal über Wochen oder gar Monate hinweg halten. Es kann zu Schlafstörungen und frühzeitigem Aufwachen kommen, das Interesse am

---

* Unter einem Ovulationshemmer ist ein Arzneimittel zu verstehen, das als zentrale Wirkung den Eisprung unterdrückt und somit eine Schwangerschaft verhindert.

Alltagsgeschehen geht verloren, immer wieder kommen Gedanken über Tod und Selbstmord. Änderungen in den Essgewohnheiten können zu Verlust oder Zunahme des Gewichts führen. Eine Veränderung des Körpergewichts um mehr als 5 % in einem Monat ist auffällig. In schweren Fällen kommt es zu Appetit- und Freudlosigkeit. Auch die Freude an sozialen Kontakten geht verloren.

Die Gesellschaft muss erkennen, dass eine Depression ebenso als Krankheit anzusehen ist wie eher körperliche Erkrankungen (zum Beispiel Diabetes oder Hepatitis). Unüberlegte Äußerungen wie „Reiß dich zusammen" zeugen von der Unwissenheit desjenigen, der solche Ratschläge erteilt. Dadurch kann weiterer Schmerz oder Kummer verursacht und die Depression noch verschlimmert werden.

Behandlung

Wer unter einer Depression leidet, braucht professionelle Hilfe. Es ist gefährlich und unverantwortlich, wenn sich gesundheitsbegeisterte, aber unausgebildete Personen in das Leben eines Menschen einmischen, der mit dieser Krankheit kämpft – selbst, wenn sie es gut meinen.

Es gibt eine ganze Reihe von Behandlungsansätzen für Depressionen. Alle die depressive Symptome aufweisen, müssen die Hilfe eines sachkundigen, qualifizierten Gesundheitsspezialisten suchen. Eine sorgfältige Beurteilung hilft zu bestimmen, welche Behandlung notwendig ist. In schweren Fällen kann eine Einweisung in ein Krankenhaus nötig sein, wo zusätzlich zur medikamentösen Therapie auch persönliche Beratung und ein hilfreicher Behandlungsansatz wie die kognitive Verhaltenstherapie angeboten werden. Häufig müssen Patienten einige Monate lang Medikamente einnehmen. Manchmal sind wiederholte Behandlungen nötig.

Bei weniger schweren Depressionen hilft oft ein Bewegungsprogramm. Die medizinische Fakultät der Harvard-Universität weist auf ermutigende Neuigkeiten für den Umgang mit Depressionen hin: Eine Durchsicht von Studien bis in das Jahr 1981 zurück ergab, dass „regelmäßige Bewegung die Stimmung von Menschen mit einer leichten bis mittleren Depression verbessern und sogar eine unterstützende Rolle bei der Behandlung schwerer Depressionen spielen kann."

Weiter heißt es in dem Bericht, dass gemäß einer in *Archives of Internal Medicine*[3] veröffentlichten Studie 156 depressiven Patienten ein Ausdauersportprogramm oder ein Antidepressivum[*] oder beides verordnet worden sei. Nach 16 Wochen hatten 60 bis 70 % der Personen in allen drei Gruppen keine Depression mehr. In zwei Bereichen waren die Punkte der Gruppen auf der Bewertungsskala im Wesentlichen gleich." „Eine im Jahr 2005 veröffentlichte Studie besagt, dass schnelles Gehen fünfmal wöchentlich für 35 Minuten oder dreimal wöchentlich für 60 Minuten die Symptome von Personen mit einer leichten bis mittelschweren Depression deutlich verbessert."[4] Wenn Sie sich also ein wenig niedergeschlagen fühlen, gehen Sie flott spazieren und atmen Sie tief ein. Dabei können Sie auch über Gottes Güte nachsinnen und ihn bitten, Ihnen positive Gedanken zu schenken.

Ein weiterer Faktor im Umgang mit Depressionen ist die Nahrung, die wir zu uns nehmen. Eine Veränderung unserer Ernährung trägt unter Umständen zur Besserung bei. Die US-amerikanische Mayo Clinic hat dies herausgefunden. „Voruntersuchungen haben ergeben, dass eine schlechte Ernährung Menschen für eine Depression anfälliger machen kann. Wissenschaftler in Großbritannien haben über einen Zeitraum von fünf Jahren den Zusammenhang zwischen Ernährung und Depressionen bei mehr als 3000 Büroangestellten untersucht. Sie fanden heraus, dass Personen, die sich überwiegend von Fleisch, Schokolade, süßen Desserts, gebratenen Speisen, Getreideprodukten aus Weißmehl und fettreichen Milchprodukten ernährten, häufiger die Symptome einer Depression aufwiesen."[5]

---

[*] Seralin, ein sogenannter selektiver Serotonin-Wiederaufnahme-Hemmer.

Anders gesagt: Wenn man Gemüse isst, nützt das dem Gehirn ebenso wie dem Rest des Körpers. Das heißt allerdings keinesfalls, dass wir immer himmelhochjauchzend gestimmt sein werden, wenn wir nur jeden Tag unsere Karotte verzehren. Eine Depression ist eine komplexe Angelegenheit. Aber eine gesunde Ernährung ist Teil eines umfassenden Gesundheitsprogramms, das dazu beitragen kann, die Wahrscheinlichkeit einer Erkrankung zu vermindern.

Folgende Verhaltensweisen können sich positiv auswirken:
* eine gesunde, ausgewogene pflanzliche Ernährung
* regelmäßiger Schlaf und Ruhepausen
* regelmäßige Bewegung an der frischen Luft
* gute Beziehungen zu Angehörigen und Freunden
* Vertrauen in die Macht und Gnade unseres liebevollen himmlischen Vaters
* Veränderung der Denkmuster und Ausrichtung des Denkens auf positive Dinge und Möglichkeiten
* Inanspruchnahme von professioneller Hilfe, wenn Symptome einer Depression über längere Zeit anhalten; Umsetzung der von qualifizierten Gesundheitsspezialisten verordneten Behandlung

Eines der wirksamsten Mittel gegen eine Depression ist das soziale Umfeld. Herzliche, liebevolle Beziehungen, enge Freundschaften und starke Familienbande können viel bewirken. Wenn Sie sich niedergeschlagen fühlen, vertrauen Sie sich einem Freund an, teilen Sie Ihre Last mit einem Menschen, dem Sie vertrauen. Sie brauchen sie nicht allein zu tragen. Auch Jesus selbst lädt Sie ein, Ihre schwersten Lasten zu ihm zu bringen. Er sagte: „Kommt alle her zu mir, die ihr müde seid und schwere Lasten tragt, ich will euch Ruhe schenken." (Matthäus 11,28)

Eine gezieltes Stressmanagement kann im Umgang mit einer Depression hilfreich sein, ebenso wie eine ausgewogene Beziehung zu Gott. Das war auch die Erfahrung eines

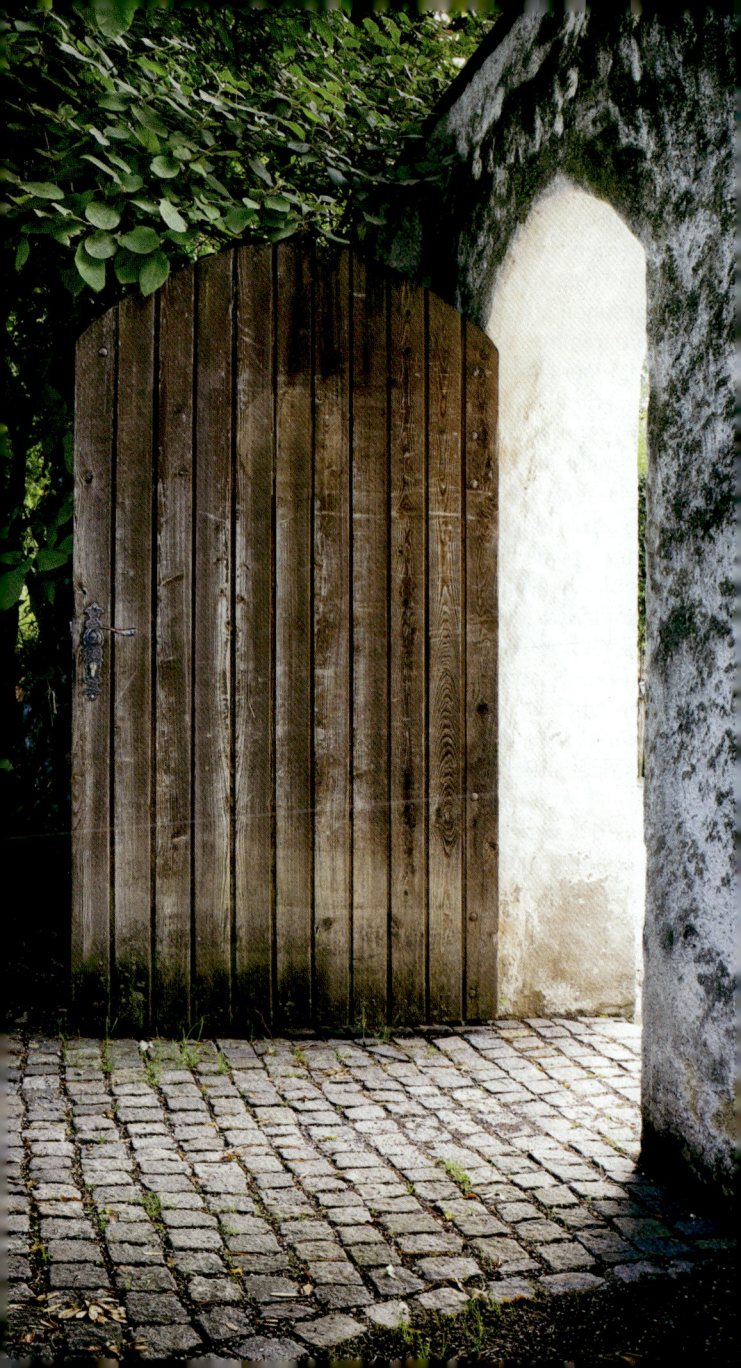

Propheten zur Zeit des Alten Testaments, den wir bereits in einem der vorherigen Kapitel erwähnt haben. Wir wollen noch einmal auf seine Geschichte zurückkommen, um zu sehen, was wir noch von ihm lernen können.

Elia erlebte immer wieder sehr herausfordernde Situationen, so auch, als er sich auf dem Berg Karmel den götzendienerischen Propheten des heidnischen Gottes Baal entgegenstellte. Drei Jahre lang hatte es nicht geregnet, die Ernte war ausgeblieben, und das Land wurde von einer Hungersnot heimgesucht. Elia startete einen großen Wettbewerb: Wenn der Gott des Himmels tatsächlich der höchste Gott und allmächtig ist, sollte er es regnen lassen. Wenn hingegen Baal mächtiger ist, dann sollte er die Gebete seiner Propheten erhören und den Regen herabströmen lassen. Jedenfalls meinten diejenigen, die ihn verehrten, dass gerade er dafür zuständig sei. Die Spannung stieg, und der Druck wurde immer größer. Die Baals-Propheten schrien ihre sinnlosen Gebete hinaus, aber nichts geschah. Dann sandte Elia seine Bitte zum Himmel, und der Regen kam. Der Prophet Gottes wurde Zeuge eines Wunders und war begeistert. Doch seine euphorische Stimmung sollte schon bald in tiefe Verzweiflung umschlagen.

Isebel, König Ahabs Frau, drohte Elia umzubringen. Erschöpft und voll Angst ergriff der Prophet Gottes die Flucht. Je weiter er lief, desto niedergeschlagener wurde er. Mutlosigkeit legte sich wie eine dunkle Wolke über ihn. Er war so verstört und entmutigt, dass er nicht mehr leben wollte. Die Bibel berichtet: Elia „ging allein eine Tagesstrecke weit in die Wüste. Schließlich sank er unter einem Ginsterstrauch, der dort stand, nieder und wollte nur noch sterben. ‚Ich habe genug, Herr‘, sagte er. ‚Nimm mein Leben, denn ich bin nicht besser als meine Vorfahren.‘" (1. Könige 19,4) Elia war so deprimiert, dass ihm sein Leben nicht länger lebenswert erschien.

Eine christliche Autorin interpretiert diese Begebenheit: „Zur Erfahrung eines jeden gehören Zeiten bitterer Enttäuschung und tiefster Entmutigung, Tage, in denen Leid des Menschen Los ist und man kaum zu glauben vermag, dass Gott noch immer der gütige Wohltäter seiner irdischen Kinder ist; Tage, da Sorgen die Seele beunruhigen, bis es scheint, als sei der Tod dem Leben vorzuziehen. Dann verlieren viele ihren Halt an Gott und geraten in die Sklaverei des Zweifels, in die Knechtschaft des Unglaubens. Könnten wir aber in solchen Zeiten mit geistlichem Scharfblick wahrnehmen, welches Ziel Gottes Fügungen haben, dann sähen wir, wie sich Engel bemühen, uns vor uns selbst zu bewahren, und wie sie danach trachten, unsere Füße auf eine Grundlage zu stellen, die festgefügter ist als die ewigen Hügel. Neuer Glaube und neues Leben würden dann entstehen." [6]

An diesem kritischen Punkt in Elias Leben versorgte Gott den Propheten mit Essen und Wasser, mahnte ihn, sich auszuruhen, und ermutigte ihn mit der Zusage, dass er ihn nicht verlassen habe. Schließlich kam Elia aus dem dunklen Kerker der Verzweiflung heraus und konnte sich wieder über den „Sonnenschein" der Gegenwart Gottes freuen.

In vielerlei Hinsicht ist Elias Geschichte auch unsere. Wir alle gelangen in unserem Leben an Punkte, wo uns die Herausforderungen des Lebens verzagen lassen. In diesen Zeiten können wir uns auf Gottes Hilfe verlassen.

Ein positiver Schluss

Wir wollen dieses Kapitel mit einer positiven Erfahrung beenden. Cynthia, die Arbeitskollegin eines der Autoren dieses Buches, geriet in eine lange, schwere Depression. Doch als sie einige der hier gegebenen Ratschläge befolgte, konnte sie sich mit der Zeit von der Verzweiflung, die sie gefangen hielt, loseisen. Hier ist ihr Rat an alle, die eine ähnliche Situation durchmachen: „Wenn Sie über einen längeren Zeitraum unter einer Depression leiden, suchen Sie Hilfe. Verweigern Sie nicht die Einnahme von Medikamenten. Diese können die Mauer der Dunkelheit, die Sie umgibt, einreißen. Dadurch

erhalten Sie die Kraft, die Sie brauchen, um Lebensstilveränderungen vorzunehmen, die den Genesungsprozess unterstützen. Suchen Sie einen guten Arzt auf, der sich auf diesen
Fachbereich spezialisiert hat. Vertrauen Sie sich jemandem
an und bitten Sie die Person, für Sie zu beten."

Weiter rät sie: „Wenn Sie länger mit Depressionen zu
kämpfen haben, vielleicht ihr Leben lang, dann stützen Sie
sich umso mehr auf das Wort Gottes. Lesen Sie Verse über
die Freude wie zum Beispiel Nehemia 8,10, die Psalmen
34, 40 und 66 oder den Philipperbrief und lernen Sie diese
Bibelabschnitte auswendig. Fangen Sie an, ein Tagebuch zu
führen, in dem Sie jeden Abend vor dem Schlafengehen fünf
Dinge aufschreiben, für die Sie Gott dankbar sind. Beschäftigen Sie sich in Gedanken mit guten Dingen. Markieren Sie
in Ihrer Bibel Verse, in denen es um Freude und Lobpreis
geht, damit Sie diese Verse jeden Tag für sich in Anspruch
nehmen können." Besonders gern zitiert Cynthia einen Vers
von König David, der auch Gedichte verfasste: „Ich denke
daran, wie sehr du mir geholfen hast; ich juble vor Freude,
beschützt im Schatten deiner Flügel." (Psalm 63,8)

Vergessen Sie nicht folgende ewige Wahrheit: Es ist ein
Naturgesetz, dass sich Ihr Denken allmählich an das anpasst,
womit Sie sich beschäftigen. Füllen Sie ihren Verstand mit
positiven Gedanken. Sinnen Sie über Gottes Wort nach. Nehmen Sie Gottes Verheißungen für sich in Anspruch. Glauben
Sie, dass Jesus, das Licht der Welt, Ihre Dunkelheit erhellen
wird. Glauben Sie nicht der Lüge über Sie, dass Sie wertlos
seien, denn sie sind ein Kind Gottes und bedeuten ihm mehr,
als Sie sich das vorstellen können. Wenn wir verstehen, wie
wertvoll wir in Gottes Augen sind und wie sehr er sich um
uns kümmert, wird uns das helfen, uns zu entfalten.

---

1 Weltgesundheitsorganisation, Regionalbüro für Europa, verfügbar unter http://
www.euro.who.int/de/health-topics/noncommunicable-diseases/mental-health/
news/news/2012/10/depression-in-europe/depression-definition.

2 BioMed Central, „Global Depression Statistics", verfügbar unter www.science-
daily.com/releases/2011/07/110725202240.htm.

3 Ebenda.

4 Harvard Health Publications, „Understanding Depression", Harvard Medical School, Boston, 2008, verfügbar unter www.hrccatalog.hrrh.onca/InmagicGenie/DocumentFolder/understanding%20depression.pdf.

5 Mayo Clinic, „Disease and Conditions: Can a Junk Food Diet Increase Your Risk of Depression?", verfügbar unter www.mayoclinic.org/disease-conditions/depression/expert-answers/depression-and-diet-faq-20058241.

6 Ellen G. White, „Propheten und Könige" , S. 114.

Kapitel 8

DIE GROSSE FREIHEIT

Ausgewogenheit ist der Weg zum Erfolg:
Trachten Sie danach!

Es war ein herzzerreißender Anblick: Weinende Kinder und eine frustrierte Mutter, hilflos und zornig zugleich. „Jetzt ist alles aus", sagte sie zu sich selbst. „Ich kann es einfach nicht mehr ertragen!" Sam, ihr Mann und Vater der Kinder, war Alkoholiker und hatte schon wieder seine Arbeit verloren.

Normalerweise war der sympathische Mann mit der sanften Stimme ein liebevoller Vater und aufmerksamer Ehemann – solange er nicht unter Alkoholeinfluss stand. Er war allseits beliebt und in den Sportlerkreisen seiner Stadt immer willkommen, wenn es darum ging, nach einem Golfspiel oder einem anderen Sportereignis im Klubhaus oder in einer Kneipe zu feiern. Als ihn seine Alkoholsucht allerdings eine Arbeitsstelle nach der anderen kostete, verlor er nicht nur seine finanzielle Sicherheit, sondern auch die vielen Freunde, mit denen er in „besseren" Zeiten gespielt, getrunken und sich verbrüdert hatte.

Er hatte nicht nur das Problem mit dem Alkohol, sondern rauchte auch. Nicht einmal die Diagnose Kehlkopfkrebs konnte ihn dazu bewegen, mehr als ein paar Monate lang mit dem Rauchen aufzuhören. Lebensbedrohliche Diagnosen wie Herzinfarkt und Krebs führen oft nur zu kurzzeitigen Veränderungen der Lebensweise. Die ernüchternde Tatsache ist, dass es mehr braucht, um sinnvolle und langfristige Veränderungen in unseren eingefahrenen Verhaltensweisen umzusetzen.

Sams traurige Geschichte zeugt von diesem Muster, das sich am besten mit seiner eigenen Aussage während einer seiner zahlreichen, kurzlebigen Erholungsphasen beschreiben lässt: „Ich habe meinen Tabak- und Alkoholkonsum unter Kontrolle, er beherrscht mich nicht!" Die traurige Realität ist, dass Tabak und Alkohol ihn im Griff hatten und ihn versklavten.

Seine Alkoholsucht wirkte sich auf seine Beziehungen aus, besonders auf die zu seiner Familie. Zwei seiner vier Kinder wurden selbst Alkoholiker. Der weise Salomo erklärte in Sprüche 23,29-32 zu Recht: „Wer hat Kummer? Wer hat Sorgen? Wer hat ständig Streit? Wer jammert in einem fort? Wer hat unnötige Verletzungen? Wer kommt mit blutunterlaufenen Augen daher? Das sind die, die bis spät Wein trinken und einen Becher nach dem anderen leeren. Lass dich nicht vom perlenden, weichen Geschmack des Weins täuschen. Am Ende beißt er wie eine giftige Schlange und sticht wie eine Otter." Anders gesagt: Der Alkohol ist eine tödliche Substanz, ob wir es wahrhaben wollen oder nicht. Sam erkannte diese schreckliche Wahrheit zu spät.

Vielleicht meinen Sie, dass ein mäßiger Alkoholkonsum für Ihre Gesundheit gut ist. Aber wussten Sie, dass Alkohol bereits in geringen Mengen das Risiko für Brustkrebs bei Frauen und Dickdarmkrebs bei Männern erhöht? Weitere Probleme sind Abhängigkeit, Unfälle, häusliche Gewalt und gesundheitliche und gesellschaftliche Schäden. Wenn Alkohol zu Ihrem Leben gehört, dann sollen Sie wissen, dass ein Leben ohne Alkohol eine höhere Lebensqualität bietet.

Wie groß ist das Alkoholproblem?

Im „Global Status Report" zum Thema Alkohol und Gesundheit, der im Februar 2011 von der Weltgesundheitsorganisation in Genf herausgegeben wurde[1], heißt es:

- Jedes Jahr sterben etwa 2,5 Millionen Menschen an den direkten oder indirekten Folgen des Alkoholkonsums.
- 55 % aller Erwachsenen trinken Alkohol.

- Vier Prozent aller Todesfälle weltweit – durch Unfälle, Krebs, Herzkreislauferkrankungen oder Leberzirrhose – sind auf Alkohol zurückzuführen.
- Bei Männern liegt die Todesursache, bei der Alkohol eine Rolle spielt, bei 6,2 %.

Der Bericht der Weltgesundheitsorganisation zeigte auch, dass im Jahr 2005 weltweit jeder Mensch im Alter von 15 Jahren oder darüber durchschnittlich 6,13 Liter reinen Alkohol getrunken hat. Auf dem amerikanischen Kontinent, in Europa, im östlichen Mittelmeerraum und im Westpazifik schien diese Zahl konstant zu bleiben. In Afrika und Südostasien dagegen stellten die Wissenschaftler eine deutliche Steigerung fest. Beim sogenannten „binge drinking" oder wenn sich Menschen ganz bewusst bis zum Rausch betrinken, steigt das Gesundheitsrisiko noch weiter an. Es gibt unterschiedliche Definitionen für das Koma- oder Rauschtrinken. In den USA versteht man darunter den Konsum von mehr als fünf Standardgläsern bei Männern und mehr als drei bei Frauen. In vielen Teilen der Welt nimmt das Komatrinken explosionsartig zu.

Jedes Jahr verursacht der Alkohol Zehntausende von vermeidbaren und unnötigen Todesfällen. „In der Europäischen Union ist der Alkohol jedes Jahr für etwa 120 000 vorzeitige Todesfälle verantwortlich; also bei jedem siebten Mann und bei jeder dreizehnten Frau", heißt es in einem anderen Bericht der Weltgesundheitsorganisation.[2] Diese besorgniserregenden Zahlen belegen, dass der Alkohol neben dem Tabak weltweit zu den häufigsten vermeidbaren Krankheits- und Todesursachen zählt.[3] Er ist kein harmloses Konsumgut, sondern ein höchst gefährliches Suchtmittel.

Alkoholabhängigkeit

Von 100 Personen, die Alkohol trinken, entwickeln 13 im Lauf ihres Lebens eine Alkoholabhängigkeit. Wenn nahe Verwandte wie Eltern, Onkel, Tanten oder Großeltern bereits darunter leiden, verdoppelt sich die Wahrscheinlichkeit. Beginnen Jugendliche bereits unter 14 Jahren, mit Alkohol zu experimentieren, steigt die Wahrscheinlichkeit einer Abhängigkeit auf über 40 %! [4]

Wir müssen Kinder schon früh über die Gefahren des Alkoholkonsums aufklären. Eltern und andere dafür verantwortliche Personen müssen von klein auf gesunde Beziehungen und eine enge Verbundenheit mit den Kindern aufbauen. Diese Art von sozialer Unterstützung fördert die seelische Stabilität und die Fähigkeit, gesunde Entscheidungen zu treffen. Einen zusätzlichen Schutz für Alt und Jung bietet ein lebendiger, persönlicher Glaube an Gott.

Warum ist der Glaube im Umgang mit Abhängigkeiten so wichtig? Dafür gibt es zwei wesentliche Gründe. Der erste ist das Verständnis, dass unser Körper ein Tempel des lebendigen Gottes ist. Diese Sicht macht den entscheidenden Unterschied aus. Christus, der uns erschaffen und erlöst hat, möchte durch den Heiligen Geist in uns leben. Noch heute haben die Worte Gültigkeit, die der Apostel Paulus vor vielen Jahrhunderten schrieb: „Oder wisst ihr nicht, dass euer Leib ein Tempel des in euch wohnenden Heiligen Geistes ist, den ihr von Gott empfangen habt, und dass ihr nicht euch selbst gehört? Denn ihr seid teuer erkauft; darum verherrlicht Gott in eurem Leib und in eurem Geist, die Gott gehören!" (1. Korinther 6,19-20 SLT)

Der zweite Grund, weshalb der Glaube im Zusammenhang mit der Überwindung zerstörerischer Gewohnheiten wichtig ist, ist folgender: Wenn wir uns entscheiden, unseren schwachen, schwankenden Willen Gott zu übergeben, stärkt und befähigt er uns, schlimme Gewohnheiten zu überwinden. Der Apostel Johannes brachte es folgendermaßen auf den Punkt: „Denn alles, was aus Gott geboren ist, überwindet die Welt; und unser Glaube ist der Sieg, der die Welt überwunden hat." (1. Johannes 5,4 SLT) Unser himmlischer Vater liebt uns und möchte, dass wir frei von Süchten leben, die uns für lebensbedrohliche Krankheiten wie Herzleiden und Krebs anfällig machen.

Alkohol und Krebs

Krebs ist eine der häufigsten Todesursachen weltweit. In der Europäischen Union ist er mit etwa 2,5 Millionen Todesfällen jährlich bereits die zweithäufigste. Wissenschaftler in der EU schätzen, dass der Konsum von Alkohol für 10 % dieser Erkrankungen bei Männern und 3 % bei Frauen direkt verantwortlich ist. Auf Alkohol zu verzichten, könnte in der EU etwa 30 % aller Krebsfälle verhindern.[5] Weltweit gibt es deutliche Hinweise darauf, dass Alkohol Brust- und Dickdarmkrebs verursacht. Es scheint dabei keine sichere Grenze, also keine minimale Dosis Alkohol zu geben, wo man vor dessen krebsverursachender Wirkung sicher geschützt ist. Deshalb ist es ganz eindeutig gefährlich, Alkohol als gesundheitsfördernd zu empfehlen, wie es manche im Hinblick auf etwaige Vorteile für die Herzgesundheit tun.

Alkohol und die Gesellschaft

Es ist eine weithin bekannte Tatsache, dass Alkohol bei vielen Verkehrsunfällen, bei häuslicher Gewalt, Mord, Vergewaltigungen und anderen Verbrechen eine Rolle spielt. Außerdem ist er weltweit eine der Hauptursachen für die Verlangsamung der geistigen Entwicklung. Alkohol kann ungehindert die Plazenta passieren und schädigt im ungeborenen Kind die Entwicklung des Gehirns. Deshalb ist Alkohol während der Schwangerschaft in jeder Form und Menge gefährlich.

Alkohol und die Herzgesundheit

In den vergangenen 30 Jahren wurde Alkohol als der Gesundheit des Herzens zuträglich und als Schutz vor der koronaren Herzkrankheit empfohlen. Sowohl in populären als auch in wissenschaftlichen Publikationen ist viel darüber geschrieben worden. Die vielen widersprüchlichen Ergebnisse

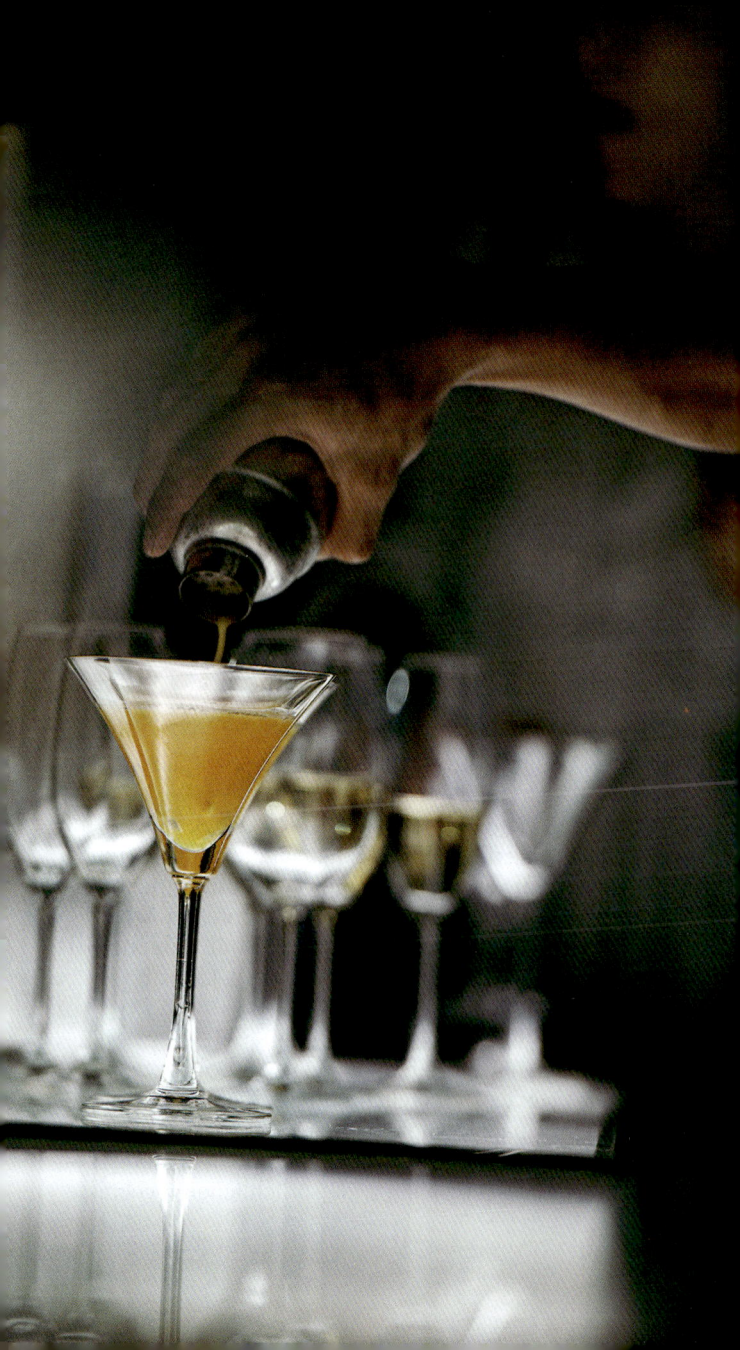

der verschiedenen Studien können auf eine ganze Reihe von Ursachen zurückgeführt werden. Prominente Wissenschaftler sind der Meinung, dass sich zumindest einige – vielleicht sogar alle – Aspekte eines moderaten Alkoholkonsums, die sich angeblich positiv auf das Herz auswirken, auf andere Faktoren zurückführen lassen.[6] Unterschiede bezüglich Gesundheit, Bildung und wirtschaftliche Lage der Studienteilnehmer haben zusätzlich zur Unsicherheit bei der Auslegung der Daten beigetragen. So gehörten zum Beispiel zur Gruppe der Nichttrinker einige Personen, die in der Vergangenheit Trinker gewesen waren, den Alkohol aber aus gesundheitlichen Gründen aufgegeben hatten.[7] Immer mehr Wissenschaftler führen die besseren Ergebnisse hinsichtlich der Herzgesundheit bei den Testpersonen, die mäßig Alkohol tranken, nicht auf den Alkohol, sondern auf andere Faktoren zurück. Dazu gehören der allgemeine Gesundheitszustand sowie ein gesünderer Lebensstil in anderen Verhaltensweisen wie Bewegung und Ernährung im Vergleich zu den untersuchten Nichttrinkern.[8]

Wenn man bedenkt, wie viele Gesundheitsrisiken eindeutig auf den Alkoholkonsum zurückzuführen sind, ist es nicht vernünftig, ihn zur Förderung der Herzgesundheit zu empfehlen, insbesondere dann, wenn es andere, bewährte und sichere Mittel dazu gibt wie eben die tägliche Bewegung und eine gesunde Ernährung.

Tabak tötet

Ein weiterer Killer ist der Tabak. Jeden Tag wird Tabak von einer Milliarde Menschen geraucht, geschnupft oder gekaut. 15 000 sterben täglich an Krankheiten, die durch den Tabakkonsum verursacht werden.[9] Die meisten dieser Todesfälle könnten verhindert werden, wenn die Leute nicht rauchen würden – und noch mehr, wenn sich das Passivrauchen vermeiden ließe. Im Endeffekt kann man sagen: Wer raucht, bringt sich selbst in Gefahr.

Der Tabak ist ein frei erhältliches, tödliches Gift, das in verschiedenen Formen vermarktet wird. Er wird – in herkömmlichen oder E-Zigaretten, Zigarren, Pfeifen oder Wasserpfeifen – geraucht, gekaut, geschnupft oder inhaliert. Alle Arten des Tabakkonsums sind schädlich und erhöhen das Risiko, zu erkranken oder zu sterben, erheblich.

- Tabak ist für den Tod von fast sechs Millionen Menschen jährlich verantwortlich. 600 000 davon sind vom Passivrauchen betroffene Nichtraucher.
- Knapp 80 % der weltweit eine Milliarde Raucher leben in Ländern mit niedrigen und mittleren Einkommen.
- Weltweit steigt der Konsum von Tabakprodukten.
- Etwa alle sechs Sekunden stirbt ein Mensch an den Folgen des Tabakkonsums.
- Bis zu 50 % der derzeitigen Konsumenten werden letztlich an einer tabakbedingten Erkrankung sterben.

Tabak tötet allmählich. Es vergehen zwischen dem Beginn des Tabakkonsums und einer merklichen Gesundheitsverschlechterung einige Jahre. Der Tabak gehört zu den größten Bedrohungen der öffentlichen Gesundheit. Er wirkt nicht nur für die Verbraucher tödlich, sondern gesundheitsschädigend oder gar tödlich auch für Passivraucher. Der Tabak enthält mehr als 2 000 chemische Substanzen. Mindestens 250 davon sind als schädlich bekannt, mehr als 50 als krebserregend.

Unter Passivrauchen versteht man die Aufnahme von Tabakrauch aus der Raumluft, zum Beispiel in Restaurants, Büros und anderen geschlossenen Räumen, in denen Zigaretten, Zigarren, Pfeifen, Wasserpfeifen oder Ähnliches konsumiert werden. Der Tabak ist bereits in kleinsten Mengen schädlich und führt bei Erwachsenen nachgewiesenermaßen zu Erkrankungen der Herzkranzgefäße und Atemwege wie koronare Herzkrankheit und Lungenkrebs. Bei Säuglingen kann der Tabakrauch zu plötzlichem Kindstod führen.

Kinder, die dem Passivrauch ausgesetzt sind, leiden häufiger an Infektionen der Atemwege.

Außerdem gilt der Tabak als Einstiegsdroge.[10] Wer Tabak raucht, setzt sich der Gefahr aus, auch andere Drogen wie Marihuana, Methamphetamine, Kokain und Heroin einzunehmen und abhängig zu werden.

Sowohl Alkohol als auch Tabak sind extrem gefährlich. Gesicherte wissenschaftliche Untersuchungen und Statistiken des Gesundheitswesens zeigen, dass sie heute weltweit zu den führenden Todesursachen gehören. Es ist unsere persönliche Entscheidung, ob wir unserem Körper Tabak, Alkohol oder andere gesundheitsschädigende Substanzen zuführen. Doch unsere Entscheidungen haben Folgen.

Die Fakten sprechen für sich. Wir wurden zu etwas Besserem erschaffen, als wegen unserer unvernünftigen Verhaltensweisen an vermeidbaren Krankheiten zu leiden. Es ist nie zu spät, positive Entscheidungen für unser Leben zu treffen. Beginnen wir heute damit! Wenn wir es tun, wird uns Gott unverzüglich in unseren Entscheidungen bestärken. Was wir allein nie schaffen würden, kann uns durch seine Kraft gelingen.

Der Hauptfeind

Schon 1971 stellte der damalige Präsident der USA, Richard Nixon, fest: „Der Hauptfeind der amerikanischen Öffentlichkeit ist der Drogenmissbrauch. Um gegen diesen Feind zu kämpfen und ihn zu besiegen, ist eine neue, kompromisslose Offensive nötig."[11] Wenn das schon damals zutraf, um wie viel mehr dann heute! Das Gleiche gilt naturgemäß auch für andere Länder.

Für die illegale Drogenindustrie lassen sich verständlicherweise keine exakten Statistiken vorlegen. Experten schätzen einen Umsatz von drei bis vierhundert Milliarden US-Dollar jährlich. Manche Schätzungen gehen von bis zu einer Billion US-Dollar jährlich aus.[12] Nach Berechnungen des Büros der

Vereinten Nationen für Drogen- und Verbrechensbekämpfung aus dem Jahr 2010 nahmen 2009 zwischen 153 und 300 Millionen Menschen im Alter von 15 bis 64 Jahren Drogen zu sich. Am häufigsten wurde Cannabis (Marihuana) konsumiert, gefolgt von amphetaminartigen Stoffen. Allgemein lässt sich sagen, dass Männer viel mehr Drogen nehmen als Frauen. Diese greifen häufiger zu Beruhigungsmitteln.[13]

Schätzungen zufolge durchlaufen nur 20 % der Drogenkonsumenten eine Therapie. Die Tragödien, die durch Drogen entstehen, sind sehr betrüblich. Die Anzahl der Todesfälle liegt zwischen 99 000 und 253 000. In manchen Ländern sind aufgrund des Drogenhandels viele Mordopfer zu beklagen. So schätzt zum Beispiel die mexikanische Regierung, dass 90 % der Morde ihres Landes im Zusammenhang mit Drogen geschehen. Selbst wenn das ein Extrembeispiel ist, zeigt es deutlich, wie viel Potenzial zum Bösen in den illegalen Drogen steckt.[14]

Die Auswirkung des Drogenkonsums auf die eigene Gesundheit lässt sich kaum in Worte fassen. Viele machen sich erst Gedanken darüber, wenn Stars wie Philip Seymour Hoffman sterben. Laut Gerichtsmediziner starb der Oscarpreisträger an einer „tödlichen Drogenmischung". Doch zahllose einfache Leute sterben ebenso täglich an den Folgen dieses Missbrauchs.

Drogen wirken sich auf fast jedes Organ aus. Sie können das Immunsystem schwächen und damit die Anfälligkeit für Infektionen erhöhen. Sie führen zu Problemen der Herzkranzgefäße einschließlich einer abnormalen Herzfrequenz, zu Herzinfarkt und Infektionen der Blutgefäße und Herzklappen. Drogen können Übelkeit, Erbrechen und Bauchschmerzen hervorrufen, die Leber schädigen, einen Schlaganfall auslösen, die Gehirnchemie verändern, zu Substanzabhängigkeit führen, bleibende Gehirnschäden verursachen, sich negativ auf Gedächtnis, Aufmerksamkeit und unsere Entscheidungen auswirken, Verfolgungswahn, Aggressivität, Halluzinationen und Depressionen auslösen und „vielfältige Risiken für Schwangere und Ungeborene bergen".[15]

Glücklicherweise sind Drogenkonsumenten und ihre Familien bei der Bewältigung des Problems nicht allein. Viele Behandlungszentren und Organisationen bieten Hilfe an. Eine davon ist Narcotics Anonymous. Deren Vision ist es, dass „jeder Suchtkranke auf der Welt die Chance hat, unsere Botschaft in seiner eigenen Sprache und Kultur zu erfahren, und die Gelegenheit zu einem neuen Leben erhält."[16] Mit menschlicher und göttlicher Hilfe ist der Sieg möglich.

Ein wahrhaft ausgewogenes Leben

Vielleicht leiden Sie unter den Fesseln von Alkohol, Tabak, Drogen, Überarbeitung, Pornographie oder Medien – oder Sie führen einfach allgemein ein unausgewogenes Leben. Manchmal kann man schier verzweifeln, wenn man sich bemüht, eine schädliche Gewohnheit aufzugeben, und dabei versagt. Der Kreislauf von Bemühen und Versagen scheint endlos und nicht zu durchbrechen. Gewohnheiten bilden sich so leicht und sind so schwer aufzugeben. Charakterfestigkeit und Willensstärke allein reichen nicht aus, um den Sieg über Gewohnheiten und Abhängigkeiten, die uns die Freiheit rauben, zu erringen. Dazu brauchen wir Hilfe.

Der Apostel Paulus, ein großartiger Missionar und Verfasser vieler biblischer Bücher, beschrieb die Kraftquelle als eine Macht außerhalb von uns. Glücklicherweise gab er auch das Geheimnis der Kraftquelle und des Erfolgs weiter: „Alles ist mir möglich durch Christus, der mir die Kraft gibt, die ich brauche." (Philipper 4,13) An anderer Stelle schrieb er: „Vergesst nicht, dass die Prüfungen, die ihr erlebt, die gleichen sind, vor denen alle Menschen stehen. Doch Gott ist treu. Er wird die Prüfung nicht so stark werden lassen, dass ihr nicht mehr widerstehen könnt. Wenn ihr auf die Probe gestellt werdet, wird er euch eine Möglichkeit zeigen, trotzdem standzuhalten." (1. Korinther 4,13) Viele Menschen haben ähnliche Herausforderungen wie Sie. Sie sind nicht allein mit ihren Kämpfen. Und welchen Problemen wir auch gegenüberstehen mögen: Gott hat bereits einen Ausweg bereit. Mit seiner Kraft können Sie zu einem erfüllten, körperlich, seelisch, geistig und geistlich ausgewogenen Leben finden.

Selbst die Willensstärksten unter uns können dieses echte Gleichgewicht nicht erlangen, wenn sie sich nicht auf die Kraft unseres gnädigen und allmächtigen Gottes verlassen. Er hat uns nicht nur erschaffen, sondern kann uns auch erhalten und unseren Willen und unsere Fähigkeit stärken, weise Entscheidungen zu treffen. Er ermutigt uns, auf unserer Suche nach Ganzheit trotz unserer Sündhaftigkeit fortzuschreiten: „Was immer ihr esst oder trinkt oder tut, das tut zur Ehre Gottes!" (1. Korinther 10,31) Dann wird das Meiden schädlicher, abhängig machender und zerstörerischer Gewohnheiten und Handlungen zu einer geistlich motivierten Entscheidung, die aus der Dankbarkeit für den wunderbaren Segen und das Geschenk unseres Lebens erwächst.

Es ist ermutigend, sich daran zu erinnern, dass Hilfe immer nahe ist. Unser gnädiger himmlischer Vater steht bereit, um uns in unseren Entscheidungen zu leiten und uns zu einem anhaltenden, wahren Gleichgewicht in unserem Leben zu verhelfen. Das gilt auch, wenn es darum geht, schlimme Gewohnheiten zu vermeiden oder zu überwinden. Bitten Sie Gott in diesem Augenblick um Hilfe! Sie werden nicht nur überleben, sondern aufblühen!

---

1 Online verfügbar unter www.who.int/substance_abuse/publications/global_alcohol_report/en.

2 Europäischer Sachstandsbericht 2013 „Alkohol und Gesundheit in 35 Ländern der Europäischen Region", online verfügbar unter http://www.euro.who.int/de/publications/abstracts/status-report-on-alcohol-and-health-in-35-european-countries-2013.

3 Thomas Babor et al., „Alcohol: Nor Ordinary Commodity", 2. Aufl., Oxford University Press, New York, 2010, S. 70.

4 Richard K. Ries et al., „Principles of Addiction Medicine", 4. Aufl., Lippincott Williams and Wilkins, Philadelphia, 2009.

5 EuroCare, European Alcohol Policy Alliance, „Alcohol and Cancer – the Forgotten Link", online verfügbar unter www.eurocare.org/library/latest_news/alcohol_and_cancer_the_forgotten_link.

6 Timothy S. Naimi et al. „Cardiovascular Risk Factors and Confounders among Nondrinking and Moderate-Drinking U.S. Adults", American Journal of Preventive Medicine 28, 2005, 369–373.

7 Kaye Middleton Fillmore et al., „Moderate Alcohol Use and Reduced Mortality Risk: Systematic Error in Prospective Studies", Addiction Research and Theory 14, 2006, 101–132.

8 B. Hansel et al., „Relationship between Alcohol Intake, Health and Social Status, and Cardiovascular Risk Factors in the Urban Paris-Ile-de-France Cohort", European Journal of Clinical Nutrition 64, 2010, 561–568.

9 Robert Beaglehole et al., „Priority Actions for the Noncommunicable Disease Crisis", Lancet 377, 2011, 1438–1447.

10 World Health Organization, „Tobacco", Informationsblatt Nr. 339, online verfügbar unter http://www.who.int/mediacentre/factsheets/fs339/en/. Siehe auch: Omar Sharey et al., The Tobacco Atlas, 3. Aufl., American Cancer Society, Atlanta, 2009.

11 Richard Nixon, „Remarks about an Intensified Program for Drug Abuse Prevention and Control", 17. Juni 1971. Online verfügbar bei John T. Woolley und Gerhard Peters, The American Presidency Project unter www.presidency.ucsb.edu/ws/?pid=3047. Eine Chronologie des amerikanischen Kampfes gegen Drogen findet sich unter www.pbs.org/wgbh/pages/frontline/shows/drugs/cron/.

12 Siehe www.unodc.org/pdf/WDR_2005/volume_1_chap2.pdf.

13 Daten verfügbar unter www.unodc.org/documents/data-and-analysis/WDR2012/WDR_2012_Chapter1.pdf.

14 Ebenda.

15 Gateway Foundation, „Effects of Drug Abuse and Addiction", online verfügbar unter http://recovergateway.org/resources/individuals/drug-addiction-effects/.

16 Die Website der Organisation findet sich unter www.na.org/.

Kapitel 9

NICHT AUFGEBEN

Eine Herausforderung macht aus Ihnen einen Champion:
Nehmen Sie sie an!

In den vergangenen Jahrzehnten haben sich Forscher immer mehr mit der Frage beschäftigt, warum manche Jugendliche, die in einem risikoreichen Umfeld leben, bei gefährlichem Verhalten nicht mitmachen? Sie kamen zum Schluss, dass es sehr viel mit dem Begriff „Resilienz" zu tun hat. Das ist die Fähigkeit, sich trotz persönlich widriger Umstände, trotz verschiedener stressverursachender Lebenssituationen oder gar eines destruktiven Umfelds dennoch gesund zu erhalten. Solch eine Widerstandskraft scheint sich aus einer Vielzahl sozialer Unterstützungsmechanismen zu entwickeln. Trotz harter Umstände und einiger Risikofaktoren entwickeln widerstandsfähige Menschen gewisse Bewältigungsstrategien, die es ihnen ermöglichen, trotzdem ein erfolgreiches Leben zu führen. Sie haben ein starkes Selbstkonzept, einen Glauben an Gott und eine positive Einstellung gegenüber der Welt, in der sie leben. Von einem klaren Lebenssinn angetrieben, betrachten sie die Hindernisse des Lebens als Herausforderungen, die sie meistern können. Vor allem scheint es bei Resilienz um Hoffnung zu gehen und um die klare Überzeugung, dass es auch ein Leben nach den aktuellen Hürden gibt.

Leben in einer risikoreichen Welt

Auch wenn Familien, Kirchengemeinden und die Gesellschaft, in der junge Menschen heute aufwachsen, generell versuchen, Jugendliche zu schützen, leben diese doch in einer gefährlichen Welt. Im Internet findet sich, frei zugänglich mit nur einem Klick, sehr eindeutiges pornografisches Material. Die Mehrheit der Jugendlichen gibt an, dass Alkohol, Marihuana, Kokain und Amphetamine relativ leicht zu bekommen sind, und das in einer Umgebung, die von vielen als sicher und jugendfördernd eingeschätzt wird. Deswegen ist es wichtig, dass wir erkennen, was jungen Menschen hilft, inmitten einer gefahrenvollen Welt ein sinnvolles Leben zu führen. Wenn wir das wissen, können wir anderen Jugendlichen helfen, diese Überlebensstrategien zu nutzen.

Dieses Konzept der Resilienz ist heutzutage lebenswichtig. Wenn wir die familiäre und soziale Umgebung nicht verbessern können, wenn wir die Drogen nicht von den Straßen wegbekommen oder die Gewalt aus dem Fernsehen, den Filmen und Videospielen, wenn wir die gefährdenden Inhalte nicht aus dem Internet loswerden – wie können wir dann Kindern, die all diesen Einflüssen ausgesetzt sind, dennoch helfen, gesund zu bleiben und ein erfolgreiches Leben zu führen? Was können wir als Einzelpersonen, als Kirchengemeinde oder als Gesellschaft tun, damit Jugendliche widerstandsfähig werden?

Die wichtigste Erkenntnis ist, dass Resilienz offensichtlich aus unterstützenden Beziehungen erwächst. Darüber hinaus haben diese Jugendliche durch ihren persönlichen Glauben an Gott die Fähigkeit, sich stets eine positive Sichtweise für ihr Leben zu bewahren.[1]

Die Rolle von Beziehungen

Wertvolle, aufrichtige und dauerhaft positive Beziehungen sind ein Schlüssel bei der Entwicklung von resilienten jungen Menschen. Unterstützende ältere Erwachsene oder Mentoren, z. B. Eltern, Lehrer, Geistliche oder andere verantwortungsvolle Erwachsene, spielen eine große Rolle, wenn es um die Entwicklung von Resilienz geht. Beziehungen zu Menschen, die sich kümmern, die Wärme ausstrahlen und ihnen mit bedingungsloser Liebe begegnen, scheinen Jugendlichen

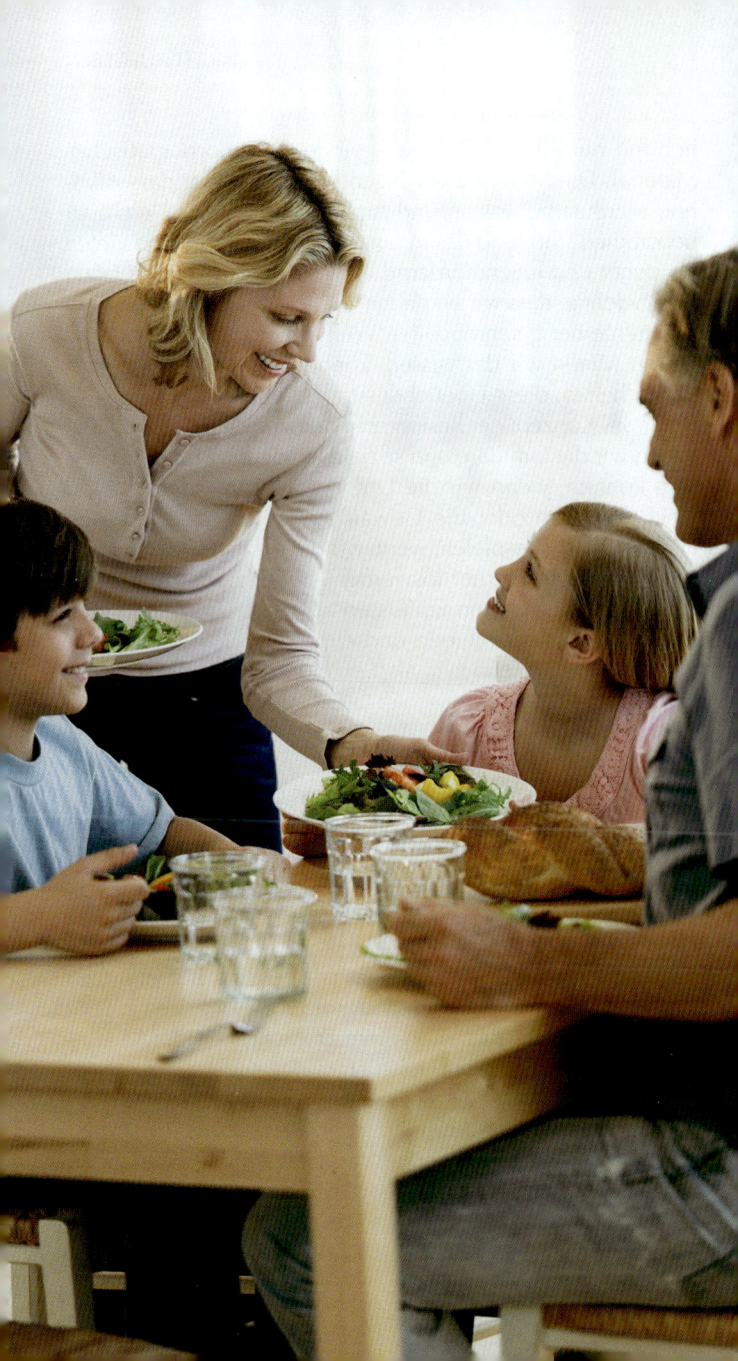

das Gefühl zu geben, dass sie alle Hindernisse, die ihnen das Leben vor die Füße wirft, überwinden können. Solche Beziehungen können jungen Leuten auch helfen, einen Selbstwert aufzubauen, der sie dabei unterstützt, Schwieriges erfolgreicher zu bewältigen. Eine Studie belegt, dass „resiliente Jugendliche … jeweils mindestens eine Person in ihrem Leben hatten, die sie bedingungslos annahm."[2]

Resilienz und Familienmahlzeiten

Eine effektive und doch ziemlich einfache Strategie, Resilienz aufzubauen, ist das gemeinsame Essen in der Familie. Viele Studien unterstreichen, dass Familienmahlzeiten dazu beitragen, das Risiko- und Suchtverhalten bei Heranwachsenden und jungen Erwachsenen zu senken. Forscher haben das gemeinsame Familienessen als Schutzfaktor vor folgenden Risiken aufzeigen können: Alkohol- und Drogenkonsum, Rauchen, frühe sexuelle Aktivität, Essstörungen und Kriminalität.

Gemeinsame Mahlzeiten können die Wahrscheinlichkeit verringern, dass Jugendliche Opfer von Gewalt werden.[3] Sie scheinen auch dazu beizutragen, dass junge Menschen eine bessere soziale und geistige Stabilität entwickeln. Kinder und Jugendliche, die gemeinsam mit ihrer Familie essen und Zeit mit ihren Eltern verbringen, entwickeln ein höheres Selbstwertgefühl, erleben seltener Depressionen, hängen Gedanken an Selbstmord viel weniger nach und verüben einen solchen auch seltener.

Zusätzlich fördern gemeinsame Mahlzeiten gesündere Essgewohnheiten und eine bessere Ernährung. Am wichtigsten ist jedoch, dass sie eine ideale Gelegenheit bieten, geistliche Werte und einen Glauben an Gott zu vermitteln. Studien zum Thema Resilienz belegen, dass der Glaube eine große Rolle spielt, wenn es um zukünftigen Erfolg und die Fähigkeit geht, widrige Lebensumstände zu bewältigen.

Das gemeinsame Essen als Familie stellt aufgrund des Familienzusammenhalts einen guten Einfluss dar. Familienbindungen sind einer der größten Faktoren, die zu Resilienz führen. Familienmahlzeiten bieten die Gelegenheit, miteinander zu reden, dauerhafte Verbindungen zwischen Eltern und Kindern aufzubauen, Probleme und Lösungen zu besprechen sowie ein Gefühl von Beständigkeit zu entwickeln. Eltern können bei Mahlzeiten die Freunde ihrer Kinder kennenlernen bzw. von ihnen hören und erfahren, mit wem die Kinder ihre Freizeit verbringen. Mahlzeiten bieten auch eine gute Gelegenheit, um gemeinsame Unternehmungen zu planen, die die Familie noch mehr zusammenschweißen.

Gespräche über die Arbeit und der Gebrauch von elektronischen Geräten während des Essens beeinträchtigen das Gefühl der Zusammengehörigkeit, das durch das gemeinsame Essen eigentlich gefördert werden sollte. Es ist sehr wichtig, dass Eltern in ihrer Verantwortung den Kindern gegenüber alles, was stört (z. B. den Fernseher), ausschalten und die Benutzung von elektronischen Geräten während der Mahlzeit untersagen. Nichts sollte den Kontakt und die Verbundenheit bei den Mahlzeiten behindern. Es ist in der Tat sehr ermutigend zu sehen, wie den Jugendlichen die Geselligkeit der gemeinsamen Mahlzeiten guttut.

Resilienz und Dienst für andere

Freiwilliger Dienst ist ein anderer Faktor, der die Resilienz von jungen Leuten fördert. Dieses Konzept ist fest in der Bibel verankert. Jesus sagte viel darüber, wie wir anderen dienen können. In Matthäus 25,31-46 macht er deutlich, dass seine Nachfolger anderen dienen, indem sie deren Bedürfnisse decken – z. B. die Hungrigen speisen und die Nackten bekleiden. Wir sind aufgerufen, allen Menschen zu helfen und ihnen fürsorgendes Mitgefühl entgegenzubringen. Solche ganz praktischen Tätigkeiten stellen eine weitere Möglichkeit dar, unsere Kinder vor Risikoverhalten zu schützen und gleichzeitig ihren Glauben zu stärken. Deswegen helfen wir anderen nicht nur, indem wir Geld geben, sondern persönlich und praktisch – zusammen mit unseren Jugendlichen – vor Ort sind und anpacken.

Ein solcher Dienst meint jede Art von Unterstützung, die den Menschen aus unserer Nachbarschaft zugutekommt. Es ist absolut wichtig, Menschen mit Nahrung zu versorgen, sie zu bekleiden und zu beschützen. Darüber hinaus können wir Personen, die aus den unterschiedlichsten Gründen hilfsbedürftig sind, unterstützen, besuchen, ihnen helfen und sie trösten. Manche mögen sich jetzt fragen: „Was hat Hilfe für andere mit Kindererziehung und Risikoverhalten zu tun?"

Erstens, es verändert das Leben von jungen Menschen. Durch solch einen Dienst werden sie sich selbst mit größerer Wahrscheinlichkeit ein gesünderes und sozialeres Verhalten zu eigen machen. Vor einigen Jahren berichtete der US-Senator John Glenn, damaliger Vorsitzender des Nationalen Ausschusses für die Integration von Dienst und Bildung[*] und berühmter Astronaut, dass mehr als 80 % der Schulen, die gemeinnützige Tätigkeiten im Unterrichtplan verankert haben, bei den meisten teilnehmenden Schülern bessere Noten verzeichnen konnten.[4] Ist es nicht interessant, dass Jugendliche davon profitieren, wenn sie sich auf selbstlose Weise für andere einsetzen? Gemeinnützige Dienste stehen auch in engem Zusammenhang mit einem verminderten Risikoverhalten und einem geringeren Alkoholkonsum.[5]

Glaubensgemeinschaften können vielerorts eine führende Rolle in der gemeinnützigen Arbeit einnehmen. Sie können Möglichkeiten schaffen, wo sich junge Menschen unter der Leitung von verantwortungsvollen Erwachsenen gemeinnützig einbringen. Und es ist die Anwesenheit von eben diesen verantwortungsbewussten, fürsorglichen Erwachsenen, die oft einen Unterschied im Leben von Jugendlichen machen. Während der gemeinnützigen Arbeit können Erwachsene zeigen, dass sie wirklich am Leben der jungen Menschen Anteil nehmen. Sie können als Vorbilder dienen und grundlegende

---

[*] National Commission on Service Learning

geistliche sowie praktische Werte weitergeben, die mit einem erfolgreichen Leben zu tun haben. Durch die Betreuung von Jugendlichen durch Erwachsenen können die schlechten Auswirkungen eines schwierigen Zuhauses abgefedert werden.

Um das Leben voll auskosten zu können, ist es sowohl für die jungen Menschen selbst als auch für die Gesellschaft im Gesamten wichtig, dass sich unsere Jugendlichen zu Persönlichkeiten entwickeln, die einen hohen Grad an Resilienz aufweisen und somit frei davon sind, sich selbst und andere in Gefahr zu bringen. Fürsorgliche Beziehungen zu pflegen, den Wert von Familienmahlzeiten auszuschöpfen und gemeinnützige Projekte durchzuführen, die junge Leute ansprechen und zum Mitmachen herausfordern, all das wird uns helfen, unser Ziel zu erreichen. Es wird das Leben unserer Jugendlichen völlig verändern.

1 T. P. Hebert, „Portraits of Resilience: The Urban Life Experience of Gifted Latino Young Men", Roeper Review 19 (1996): 82-90.

2 R. Brooks, „Children at Risk: Fostering Resilience and Hope", American Journal of Orthopsychiatry 64 (1994): 545-553.

3 D. C. McBride et al., „Family Dinners and Victimization", präsentiert bei der American Society of Criminology, Chicago, Illinois, November 2012.

4 John Glenn, „The Benefits of Service-Learning", Harvard Education Letter, Januar/ Februar 2001, online verfügbar bei http://hepg.org/hel/article/150.

5 G. L. Hopkins et al., „Service Learning and Community Service: An Essential Part of True Education", Journal of Adventist Education, Mai/Juni 2009: 20-25.

Kapitel 10

RUHE IN RASTLOSEN ZEITEN

Ruhe und Erholung sind wunderbare Mittel gegen Müdigkeit:
Bewahren Sie sie!

Aus dem 18. und 19. Jahrhundert wird überliefert, wie Fabrikbesitzer ihre Arbeiter um deren Zeit betrogen. Sie stellten die Zeiger der Uhren in der Fabrik im Laufe des Tages einfach zurück, sodass diese bedauernswerten Arbeiter gezwungen waren, länger zu arbeiten, ohne dafür bezahlt zu werden. Ein anderer Trick bestand darin, den Minutenzeiger so zu manipulieren, dass er sich während der Mittagspause schneller bewegte und so die Pause verkürzt wurde. Damit wurde den Arbeitern jenes Gut gestohlen, das man nicht ersetzen kann, nämlich die Zeit.

Wenn wir an der Börse oder bei einer Fehlinvestition Geld verlieren, ist es manchmal möglich, es zurückzubekommen. Wenn wir krank werden, können wir unter Umständen unsere Gesundheit durch die richtige Behandlung, Ernährung und Bewegung wiedererlangen. Aber Zeit, die wir verlieren oder die uns gestohlen wird – sei es eine Minute, ein Tag, eine Woche oder wie viel auch immer – ist für immer dahin. Im Film *In Time – Deine Zeit läuft ab* wird der Alterungsprozess von der Gesellschaft gesteuert, um eine Überbevölkerung zu vermeiden. Lebenszeit kann durch Geld erworben werden, sodass die Reichen länger leben können als die Armen. Was im Film möglich ist, geht in der Wirklichkeit jedoch nicht. Niemand kann Zeit kaufen.

Die Uhrzeiger bewegen sich unaufhaltsam vorwärts, ganz gleich, was wir tun. Von allen Seiten versuchen verschiedenste

Kräfte, nach unserer Zeit zu greifen – wie Taschendiebe nach unserer Geldbörse. Smartphones, Tablets, Internetverbindungen und Computer werden immer schneller. Trotzdem haben wir nicht mehr Zeit für uns. Die traurige Tatsache unserer modernen Welt ist vielmehr: Je schneller wir Dinge tun, umso weniger Zeit haben wir für uns. Ein wirksames Heilmittel für dieses Leiden des modernen Lebens kommt aus der Antike. Es nennt sich Sabbat und ist zusammen mit erholsamem Schlaf eine der besten Möglichkeiten in unserer rastlosen Welt, um zur Ruhe zu kommen.

Ein Zufluchtsort

In jenen Gebieten der Erde, in denen regelmäßig Wirbelstürme auftreten, gibt es Schutzräume. Ihr Zweck besteht darin, den Menschen Obhut vor Tornados zu bieten. Dazu muss allerdings eine Voraussetzung erfüllt sein: Die Menschen müssen den Schutzraum aufsuchen. Wenn sie nicht in der Nähe eines solchen sind, können sie keine Zuflucht finden. Ein Schutzraum kommt nicht zu uns; wir müssen hin!

Gott allerdings hat einen Zufluchtsort geschaffen, zu dem nicht wir uns flüchten müssen. Er kommt zu uns! Mit einer Geschwindigkeit von über 1600 Kilometern pro Stunde – der Geschwindigkeit der Erdrotation – umkreist der Sabbat die Erde. Von Sonnenuntergang bis Sonnenuntergang überzieht der biblische Sabbat unseren Planeten und bietet uns und unseren Familien eine Zuflucht vor den Anforderungen, die die Welt an uns und unsere Zeit stellt. Diese Zuflucht oder Ruhe ist so wichtig, dass Gott sie uns ausnahmslos einmal wöchentlich anbietet. Dass wir am Sabbat ruhen, ist ein Zeichen unseres Vertrauens in unseren liebenden Schöpfer, der besser für uns sorgt, als wir es uns vorstellen können. Am Sabbat finden wir Schutz vor den Sorgen, Ängsten und Problemen des Lebens.

Der Sabbat symbolisiert unsere Ruhe in dem Einen, der uns mehr liebt, als wir uns ausmalen können. Abraham Heschel, ein bekannter jüdischer Schriftsteller, beschrieb den Sabbat als einen „Palast der Zeit".[1] Einmal in der Woche kommt dieser „göttliche Palast" für 24 Stunden vom Himmel auf die Erde, und unser Schöpfer öffnet die Herrlichkeit seiner Gegenwart für uns. Frei von den Unsicherheiten und Lasten des täglichen Lebens sind wir mit Gott im Zufluchtsort des Sabbats geborgen. Gott lädt uns nicht nur in seine Sabbatruhe ein, sondern gebietet uns sogar, unsere Arbeit zu unterbrechen, um den Sabbat zu halten. Er weiß, dass ein Leben der ständigen Hetze und Arbeit unsere Lebenskraft verbraucht, unser Immunsystem schwächt und unsere Aufmerksamkeit so sehr gefangen nimmt, dass wir in der Gefahr stehen, Gott zu vergessen. Darum finden wir neben dem Gebot, nicht zu töten, zu stehlen oder Ehebruch zu begehen, auch das Gebot zur Ruhe. Das zeigt uns, wie wichtig diese für unser allgemeines Wohlbefinden ist. Doch die Ruhe, die Gott im Sinn hat, ist viel mehr als nur ein körperliches Ausruhen, auch wenn sie den Schlaf sicherlich einschließt. Sie bedeutet die umfassende Erholung von Körper, Seele und Geist im Bewusstsein der Liebe und Fürsorge Gottes.

Die Sabbatruhe und der Schlaf

Ganz ohne Frage sind Ruhe und Erholung wesentlich, wenn es um den Sabbat geht. Schon der hebräische Name – „Schabbat" – bedeutet als Verb so viel wie „stillstehen, ruhen". Doch so wichtig die Sabbatruhe auch sein mag, ist sie nicht genug. An einem Tag der Woche zu ruhen, wie wohltuend das auch für Körper, Seele und Geist sein mag, wäre ohne eine andere Art der Ruhe, nämlich der des Schlafes, unzureichend.

Was den Schlaf betrifft, gibt es kein direktes Gebot von Gott, parallel zur Verordnung der Sabbatruhe. Das ist nicht nötig, weil uns unser Körper selbst sagt, wie viel Schlaf wir brauchen, wenn wir auf ihn hören. Es liegt an uns, ihn ernst zu nehmen. In gewisser Weise kommt der Schlaf genauso wie der Sabbat in regelmäßigen Abständen zu uns.

Natürlich wirkt es sich negativ aus, wenn wir nicht auf das hören, was uns unser Körper sagt – genauso wie es negative Folgen nach sich zieht, wenn wir Gottes Gebote missachten. Im Jahr 2011 starb ein 30-jähriger Chinese, nachdem er in einem Internetcafé drei Tage und drei Nächte fast pausenlos mit Computerspielen verbracht hatte. Er hatte nicht geschlafen und so gut wie nichts gegessen und getrunken. Im Dezember 2013 arbeitete eine junge Angestellte der Werbeagentur Young & Rubicam in Indonesien, Mita Diran, 30 Stunden lang ununterbrochen. Sie hielt sich mit Energydrinks wach. Doch der Preis, den sie für ihren außergewöhnlichen Fleiß bezahlte, war hoch: Sie fiel in ein Koma und starb einen Tag später.

Wie trostlos und düster die Welt doch aussieht, wenn man sie mit Augen sieht, die man vor Müdigkeit kaum offenhalten kann. Wie erholt und erfrischt fühlt man sich andererseits nach einer Nacht, in der man gut und lange geschlafen hat – wie neu geboren! Gott hat die Menschen nicht nur zum Arbeiten geschaffen (siehe 1. Mose 2,15), sondern auch zum Ausruhen. Und im Rhythmus zwischen Sabbatruhe, Schlaf und ausgewogener Arbeit können wir optimales körperliches, seelisches und geistiges Wohlbefinden erleben. Der Sabbat und der Schlaf bieten wirkliche Ruhe und Erholung für die Unruhe des Menschen.

Der Schlaf

Die Forschung belegt ganz klar, dass wir Menschen den Schlaf brauchen. Wenn das nicht ausreichend der Fall ist, sind wir nicht voll leistungsfähig. Wir alle wissen, wie wichtig der Schlaf ist, ob wir es zugeben oder nicht. Doch obwohl der Schlaf seit vielen Jahren erforscht wird, bleibt er immer noch ein Geheimnis. Was er genau ist, was er bewirkt und warum er sich auf unseren Körper und Geist auswirkt, wie er es tut, sind Fragen, auf die noch viele Antworten ausstehen. Was wir wissen, ist, dass der Schlaf für unsere Gesundheit und unser Wohlbefinden unerlässlich ist. Er ist zwar kein Garant dafür, dass wir gesund bleiben. Wenn wir allerdings zu wenig schlafen, werden wir ganz sicher früher oder später krank.

Wie viel Schlaf ist genug? Das ist von Mensch zu Mensch verschieden, weil es von Alter, Gesundheitszustand, Arbeitsgewohnheiten und Stoffwechsel abhängt, die schwanken. Die meisten Menschen brauchen etwa acht Stunden Schlaf pro Tag. Einige Studien sprechen von sieben bis neun. Das ist die optimale Dauer, die notwendig ist, um aus dem Schlaf den besten Nutzen zu ziehen. Er dient nicht nur dazu, uns ausgeruht und körperlich und seelisch besser zu fühlen, sondern hilft auch, unser Immunsystem zu stärken, Diabetes zu vermeiden und das Risiko von Herzinfarkt, Adipositas und Bluthochdruck zu verkleinern.

„Der gesunde Schlaf ist für Menschen mit chronischen Erkrankungen wie Arthritis, Nierenleiden, Schmerzsyndromen, HIV, Epilepsie, Parkinson und Depression von besonderer Bedeutung. Bei älteren Menschen führen die kognitiven und medizinischen Folgen einer unbehandelten Schlafstörung zu einer verminderten Lebensqualität, tragen zu einer Einschränkung der Leistungsfähigkeit und zum Verlust der Unabhängigkeit bei und werden generell mit einem erhöhten Sterberisiko in Verbindung gebracht." [2]

Schlaflosigkeit gibt es überall auf der Welt

Trotz vieler zeit- und arbeitssparender Geräte, schnellerer Reisemöglichkeiten und eines immer schnelleren Internets bekommen wir nicht genug Schlaf. Man sollte meinen, dass, wenn man alles schneller erledigen kann, doch mehr Zeit zum Entspannen und Ausruhen bleibt. Doch überall auf der Welt gibt es viele Menschen, die weniger als die empfohlenen sieben bis neun Stunden schlafen. Dazu kommt noch, dass immer mehr Menschen, ja Millionen, unter chronischen Schlafstörungen leiden.

Schlafmangel führt zu einer Abnahme der Leistungsfähigkeit. Etwa eineinhalb Stunden weniger Schlaf in einer Nacht vermindert die Aufmerksamkeit am Tag um 32 %. Darüber hinaus schwächt der Schlafmangel das Gedächtnis und die Wahrnehmung. Und wer von uns hat nicht schon Stress mit Menschen gehabt, die reizbar und nervös waren, weil sie nicht genug geschlafen hatten? Die Häufigkeit von Arbeitsunfällen verdoppelt sich auch in Fällen, wenn nur einer der beteiligten Arbeiter nicht genug geschlafen hat. Die US-amerikanische Bundesbehörde für Verkehrssicherheit schätzt, dass Müdigkeit am Steuer allein in den USA jedes Jahr für mindestens 100 000 Verkehrsunfälle, 71 000 Verletzungen und 1550 Todesfälle verantwortlich ist. Da auch unsere Mitmenschen davon betroffen sein können, wenn wir zu wenig schlafen, ist es unsere Verantwortung, dafür zu sorgen, dass wir genügend Schlaf und Erholung finden.

Tipps für einen besseren Schlaf

Es gibt ernste Schlafstörungen, die man medikamentös behandeln muss, aber vielen von uns helfen schon die folgenden einfachen Tipps, um den erholsamen Schlaf, den wir brauchen, zu finden.

* Nehmen Sie Ihren Schlaf ernst. Nehmen Sie sich bewusst vor, jede Nacht ausreichend Schlaf und Erholung zu erhalten.
* Entwickeln Sie regelmäßige Schlafgewohnheiten. Unser Körper funktioniert nach einem bestimmten Rhythmus. Versuchen Sie also jeden Abend, etwa zur gleichen Zeit schlafen zu gehen und jeden Morgen zur gleichen Zeit aufzustehen – auch an Wochenenden.
* Regelmäßige körperliche Bewegung – in dem Ausmaß, das Ihnen von Ihrem Arzt empfohlen wird – kann einen gesunden Schlaf sehr unterstützen. Wenn Sie sich bewegen, verbrennt Ihr Körper Energie, und der Schlaf ist – neben einer gesunden Ernährung – die beste Möglichkeit, die

Energiereserven wieder aufzufüllen. „Wer arbeitet, schläft gut." (Prediger 5,11)

- Gehen Sie nicht mit einem vollen Magen schlafen. Gewöhnen Sie sich an, zum Abendessen eine leichte Mahlzeit zu sich zu nehmen und mindestens zwei Stunden vor dem Schlafengehen gar nichts mehr zu essen.
- Trinken Sie keine koffeinhaltigen Getränke. Koffein ist ein Reizmittel, das wach hält.
- Vermeiden Sie vor dem Schlafengehen alles, was Sie aufregen könnte. Verbannen Sie den Fernseher aus Ihrem Schlafzimmer. Lösen Sie Familienzwistigkeiten während des Tages, nicht wenn es Zeit ist, schlafen zu gehen.
- Konzentrieren Sie sich auf geistliche Dinge und nehmen Sie Gottes Verheißungen in Anspruch, in denen er uns einlädt, ihm zu vertrauen und in ihm zu ruhen. „Sei ruhig in der Gegenwart des Herrn und warte, bis er eingreift." (Psalm 37,7) Viele Menschen finden es sehr förderlich, jeden Abend vor dem Schlafengehen aus den Psalmen zu lesen. Die Psalmen bringen uns Ruhe und Frieden für unser Leben. Sie entspannen den Geist und bereiten uns auf das Schlafen vor.

Ein wöchentlicher Ruhetag

Doch der Schlaf ist nicht unsere einzige Quelle für Ruhe und Erholung. Wie wir gesehen haben, hat Gott geboten, die wöchentliche Sabbatruhe einzuhalten. Er wusste, dass wir uns die notwendige Ruhe nicht nehmen werden, wenn er sie uns nicht verordnet. Wenn die Menschen schon so vom Wunsch getrieben sind, Karriere zu machen, mehr Geld zu verdienen und immer mehr zu lernen, dass sie sich nicht einmal genug Schlaf gönnen, wie konnte man dann von ihnen erwarten, dass sie den Sabbat halten? Allerdings dient die wöchentliche Sabbatruhe wie alle Gebote Gottes zu unserem Besten. Er sagte den Israeliten: „Lebt nach den Geboten und Anordnungen, die ich euch heute verkünde! Wenn ihr das tut, wird es

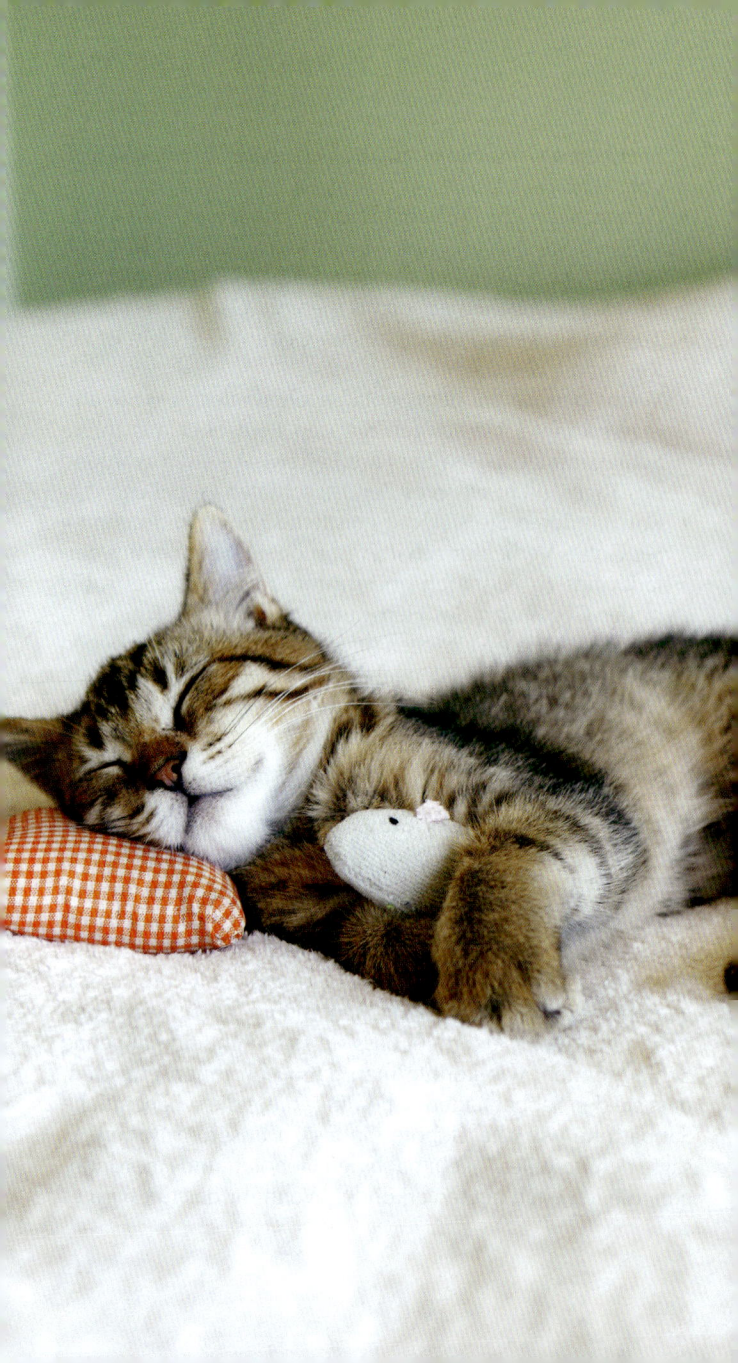

euch gut gehen." (5. Mose 10,13 GNB) Und eines dieser Gebote zu unserem Guten ist, am Sabbat zu ruhen.

Gott setzte den Sabbat am Ende der Schöpfungswoche ein. Das heißt, die Heiligkeit der Sabbatruhe bestand schon lange, bevor es die Zehn Gebote gab. „So entstanden Himmel und Erde mit allem, was lebt. Am siebten Tag hatte Gott sein Werk vollendet und ruhte von aller seiner Arbeit aus. Und Gott segnete den siebten Tag und erklärte ihn zu einem heiligen Tag, der ihm gehört, denn an diesem Tag ruhte Gott, nachdem er sein Schöpfungswerk vollbracht hatte." (1. Mose 2,1–3 GNB)

Gott hatte den Segen des Sabbats ursprünglich nicht einem bestimmten Volk vorbehalten. Er schuf den Tag der Ruhe für die gesamte Menschheit, weil alle Menschen ihren Ursprung in ihm haben. „Gott sah, dass auch im Paradies ein Ruhetag für den Menschen notwendig war. Dieser brauchte einen von sieben Tagen, um an ihm die eigenen Belange und Beschäftigungen beiseite zu tun und ungehindert Gottes Werke zu betrachten sowie über dessen Macht und Güte nachdenken zu können. Er brauchte einen Sabbat, der ihn lebendiger an Gott erinnerte und der seine Dankbarkeit weckte, weil alles, worüber er sich freute und was er besaß, aus der Segenshand des Schöpfers kam.[3]

Wirklich zur Ruhe zu kommen erfordert viel mehr als nur den körperlichen Ablauf des Schlafens. Um Ruhe für unseren ruhelosen Körper und Geist zu finden, braucht es mehr, als nur unseren Kopf auf ein Kissen zu legen und mehr oder weniger tief zu schlafen. Es ist notwendig, die Sabbatruhe zu erfahren. Das bedeutet, den biblischen Sabbat – den siebenten Tag der Woche – als den Tag beiseite zu setzen, den Gott gesegnet hat, und alles, was wir sonst tun, hintanzustellen, um Zeit mit ihm zu verbringen und uns mit dem zu beschäftigen, was er für uns getan hat. Wer den Frieden, die Gelassenheit und Freude erfahren hat, die darin liegen, sich Woche für Woche auf die Sabbatruhe einzustellen und sie zu erfahren, weiß, wie sehr überarbeitete, müde und abgespannte

Menschen körperlich, seelisch, geistig und geistlich davon Nutzen ziehen können.

Entscheiden Sie sich für Ruhe und Erholung

Wenn wir nicht aufpassen, können uns die Anforderungen des Lebens so beanspruchen, dass unsere körperliche, seelische und geistige Gesundheit darunter leidet. Gott hat uns wirksame Möglichkeiten gegeben, um dem Teufelskreis der ständigen Beanspruchung und Überforderung zu entrinnen. Er gab uns zwei Möglichkeiten, um Ruhe und Erholung zu finden: den Schlaf und den Sabbat. Wir können uns dafür entscheiden, beide Angebote anzunehmen und durch den Schlaf und den Sabbat Ruhe und Erholung zu erhalten. Doch vor allem möchte Gott, dass wir die Freude erleben, in Jesus völlig sicher und geborgen zu ruhen und damit schon heute und in der Ewigkeit seine wahre Ruhe zu erfahren.

1 Abraham Joshua Heschel, The Sabbath, Farrar, Straus and Giroux, New York, 1979.

2 HealthPeople.gov, „Sleep Health", verfügbar unter http://healthypeople.gov/2020/topicsobjectives2020/overview.aspx?topicid=38.

3 Ellen G. White, Patriarchen und Propheten, Advent-Verlag, Lüneburg, 1999, S. 24.

Kapitel 11

DIE HEILENDE KRAFT DES GLAUBENS

Glauben ist ein starker Heilfaktor:
Erhalten Sie ihn!

Seit Jahrzehnten haben Forscher die Beziehung zwischen Glauben und Gesundheit untersucht. Heute haben wir eine Fülle von Beweisen dafür, dass Glauben unser Wohlbefinden stark beeinflusst. Der Glaube an einen persönlichen Gott, der uns liebt und unser Bestes will, beeinflusst unsere körperliche und seelische Gesundheit positiv. Unsere Vorstellung von Gott lässt keinen Bereich unseres Lebens unberührt. Wie wir über Gott denken und unseren Glauben im Alltag umsetzen, das spielt eine viel größere Rolle und wirkt sich viel stärker auf unseren Gesundheitszustand aus, als man früher annahm.

Obwohl die Forschungen über dieses Thema noch nicht endgültig abgeschlossen sind, können wir jetzt schon feststellen, dass Glaube ein bedeutsamer Faktor ist. Hier einige Forschungsergebnisse, die aufzeigen, was eine „Portion Spiritualität" für Sie bewirken kann:

1. Stress: Eine umfassende Studie aus Alameda, Kalifornien, untersuchte die Lebensgewohnheiten von rund 7.000 Menschen. Dabei stellte sich heraus, dass die Gläubigen an der Westküste, die regelmäßig an kirchlichen Veranstaltungen teilnahmen, viel weniger durch finanzielle Probleme, Krankheiten und andere Alltagssorgen belastet waren als ihre Mitbürger, die nicht religiös waren.[1]

2. Blutdruck: Eine Studie der Duke Universität zeigte auf, dass ältere Menschen, die regelmäßig Gottesdienste besuchten, oft beteten und häufig in der Bibel lasen, einen

niedrigeren Blutdruck hatten als ihre Mitbürger, die solche Gewohnheiten nicht pflegten.[2]

3. Erholung: Eine andere Studie dieser Universität ergab, dass gläubige Patienten nach einer schweren Operation im Durchschnitt nur 11 Tage im Krankenhaus bleiben mussten, bis sie sich erholt hatten. Im Vergleich dazu benötigten nicht-religiöse Patienten 25 Tage zur Erholung.[3]

4. Immunabwehr: Untersuchungen an 1.700 Erwachsenen ergaben, dass die Gottesdienstbesucher weniger dazu neigten, einen erhöhten Spiegel an Interleukin-6 zu haben. Diese Immunsubstanz findet man bei Menschen, die an chronischen Krankheiten leiden.[4]

5. Lebensstil: Eine Zusammenfassung verschiedener Studien zeigt, dass praktizierter Glaube eng verknüpft ist mit geringeren Selbstmordraten, weniger Alkohol- und Drogenmissbrauch, weniger Straftaten, weniger Scheidungen und einer größeren Befriedigung im Eheleben.[5]

6. Depression: Frauen, deren Mütter „fromm" waren, neigen zu 60 % weniger zu Depressionen als Frauen, deren Mütter weniger ehrfürchtig lebten. Das besagt eine Studie der Columbia Universität. Bei Kindern, die zur selben Kirche oder Glaubensgemeinschaft gehören wie ihre Mütter, ist die Wahrscheinlichkeit einer Depression sogar noch geringer: Töchter erkranken um 71 % und Söhne um 84 % seltener.[6]

Heil sein trotz aller Verletzungen

Glaube und Spiritualität sind allerdings nicht alles, was man braucht, um rundum gesund zu sein. Da die Sünde in unser Dasein eingebrochen ist, haben wir alle mehr oder weniger körperlich, geistig und seelisch zu leiden – trotz unseres Gottvertrauens.

Die Bibel berichtet von Hiob, einem sehr gläubigen Mann, der von einer schrecklichen Krankheit geplagt wurde. Paulus flehte Gott drei Mal an, einen gewissen „Dorn im Fleisch" von ihm zu nehmen. Doch statt von diesem „Gebrechen" geheilt zu werden, empfing er eine besondere Art der „Heilung". Gott sagte ihm jedes Mal: „Meine Gnade ist alles, was du brauchst. Meine Kraft zeigt sich in deiner Schwäche." (2. Korinther 12,9) Kein Wunder, dass Paulus sagen konnte: „Denn wenn ich schwach bin, bin ich stark" (Vers 10).

Diese Ermutigung kann besonders für die Menschen wertvoll sein, die an einer chronischen Krankheit leiden, obwohl sie Gott vertrauen, beten und medizinische Hilfe in Anspruch nehmen.

Gottvertrauen hilft, aber es löst nicht alle Fragen

Die Forschungsergebnisse sind überzeugend: Der Glaube verbessert tatsächlich unsere körperliche Gesundheit wie auch unser geistliches Leben. Und doch bleiben wichtige Fragen offen. Wenn wir Gott nur genügend vertrauen, können wir dann so leben, wie es uns passt – und trotzdem gesund bleiben? Gibt uns der Glaube einen Freibrief, die Naturgesetze bezüglich unserer Gesundheit zu übertreten, und dürfen wir dann trotzdem auf ein längeres Leben hoffen?

Die Annahme, unser Lebensstil habe keine Auswirkung, wenn wir nur genügend Gottvertrauen hätten, ist anmaßend und könnte uns ziemlich schnell ins Krankenhaus bringen. Wer meint, der Glaube sei eine Art Zauberkur, die medizinisches Fachpersonal überflüssig mache, hat etwas gründlich missverstanden. Manche glauben, es sei Mangel an Gottvertrauen, wenn man sich ärztlich behandeln lässt. Sie begreifen nicht, dass derselbe Gott, der durchaus unmittelbar heilen kann, weitaus öfter auf das Geschick der Ärzte zurückgreift, damit sie dem Patienten helfen. Letztlich kommt Heilung immer von Gott. Doch wie er heilt und wen er als Werkzeug einsetzt, damit dieser Vorgang Erfolg hat, das bleibt ihm überlassen.

Glaube – Definition und Anwendung im Leben

Wir wollen den echten Glauben untersuchen, wie ihn die Bibel beschreibt. Woher stammt er und was kann er bewirken?

Damit wir richtig verstehen, was Glaube bedeutet, lesen wir zunächst Hebräer 11,1: „Was ist nun also der Glaube? Er ist das Vertrauen darauf, dass das, was wir hoffen, sich erfüllen wird, und die Überzeugung, dass das, was man nicht sieht, existiert."

Nach dieser Definition ist der Glaube eng mit Vertrauen, Hoffnung und Zuversicht verknüpft, er ist die Grundlage eines sicheren Lebens, die eigentliche Basis unserer Existenz.

Da der Glaube mit unserem ganzen Leben zu tun hat, stärkt er unsere Hoffnungen und gibt uns Halt, während wir uns mit den verwirrenden Lebensproblemen herumschlagen. Der Glaube ist der Inhalt eines lebendigen, spirituellen Lebens und bewahrt uns vor dem Scheitern. Abel, Henoch, Noah, Abraham, Jakob, Mose, Josef und all die anderen großen Persönlichkeiten der Bibel, die in Hebräer 11 erwähnt werden, hatten eines gemeinsam: einen Glauben, ein Vertrauen auf Gott, das sie stärkte und sie während ihres ganzen Lebens aufrechterhielt.

Der Glaube ist eine enge Freundschaftsbeziehung mit Gott, die uns dazu bringt, dass wir alles tun, worum er uns bittet, und annehmen, was immer in seinen Augen gut ist, weil wir zu 100 % sicher sind, dass er immer und jederzeit nur das Beste für uns im Sinn hat. Dieser Glaube vertraut darauf, dass uns Gott die Kraft schenkt, über alle Schwierigkeiten zu siegen und jedes Hindernis zu überwinden, bis wir eines Tages im ewigen Reich Gottes unseren eigentlichen „Lohn" erhalten. Ein solcher Glaube entwickelt in uns ein Vertrauen zu einem Gott, der uns liebt und weiß, was für uns gut ist, und dem unser Wohlergehen am Herzen liegt.

Dieser Glaube verleiht uns neue Kraft, muntert uns auf, gibt uns neue Zuversicht und verändert unseren Blickwinkel: Er lenkt unseren Blick von der augenblicklichen Lage auf das, was sein kann. Indem wir an Gottes Versprechen glauben, erfassen wir das Verheißene schon, bevor es eingetroffen ist.

Die „Hall of Fame" im Himmel

In Hebräer 11 werden die Glaubenshelden aufgezählt, die im Lauf der Jahrhunderte gelebt haben. Ihre Portraits hängen sozusagen in der „himmlischen Ruhmeshalle". Doch es überrascht, dass der erste vorbildliche Gläubige, der in Hebräer 11 vorgestellt wird, ein Mann ist, der ums Leben kam und nicht durch ein Wunder gerettet wurde. „Durch den Glauben brachte Abel Gott ein besseres Opfer dar als Kain. Gott nahm Abels Opfer an, um zu zeigen, dass er in seinen Augen gerecht gesprochen war. Und obwohl Abel schon lange tot ist, spricht er so noch immer zu uns" (Hebräer 11,4).

Die Bibel nennt Abel einen „Gerechten". Doch was brachte ihm sein Glaube? Er wurde genau deshalb ermordet. Hätte er einen solchen Glauben nicht gehabt, hätte er vielleicht weitergelebt. Sein Bruder Kain hatte einen solchen Glauben nicht und blieb am Leben, während Abel, der Gott vertraute, starb. Das mag einigen Leuten, die ein falsches Verständnis vom echten Glauben haben, seltsam erscheinen. Sie meinen, wir würden jederzeit und immer geheilt, wenn wir nur fest genug glaubten.

Betrachten wir Henoch, den Nächsten im biblischen Stammbaum der Gläubigen: „Durch den Glauben wurde Henoch in den Himmel aufgenommen, ohne zu sterben, denn niemand sah ihn mehr, weil ihn Gott zu sich nahm. Doch bevor er fortgenommen wurde, wurde ihm verkündet, dass Gott Freude an ihm hatte" (Vers 5).

Hätte Henoch keine solch enge Vertrauensbeziehung zu Gott gehabt, wäre er nicht in den Himmel aufgenommen worden, sondern gestorben. Doch er glaubte und blieb am Leben. Dabei hatte doch Abel genauso fest an Gott geglaubt und war doch umgekommen. Das sollte uns aber nicht verwirren, denn jeder dieser Glaubensfürsten aus Hebräer 11 lehrt uns, Gott zu vertrauen. Henoch glaubte ihm und lebte, und Abel glaubte und starb.

Betrachten wir Noahs Geschichte: „Durch den Glauben baute Noah eine Arche, um seine Familie vor der Flut zu

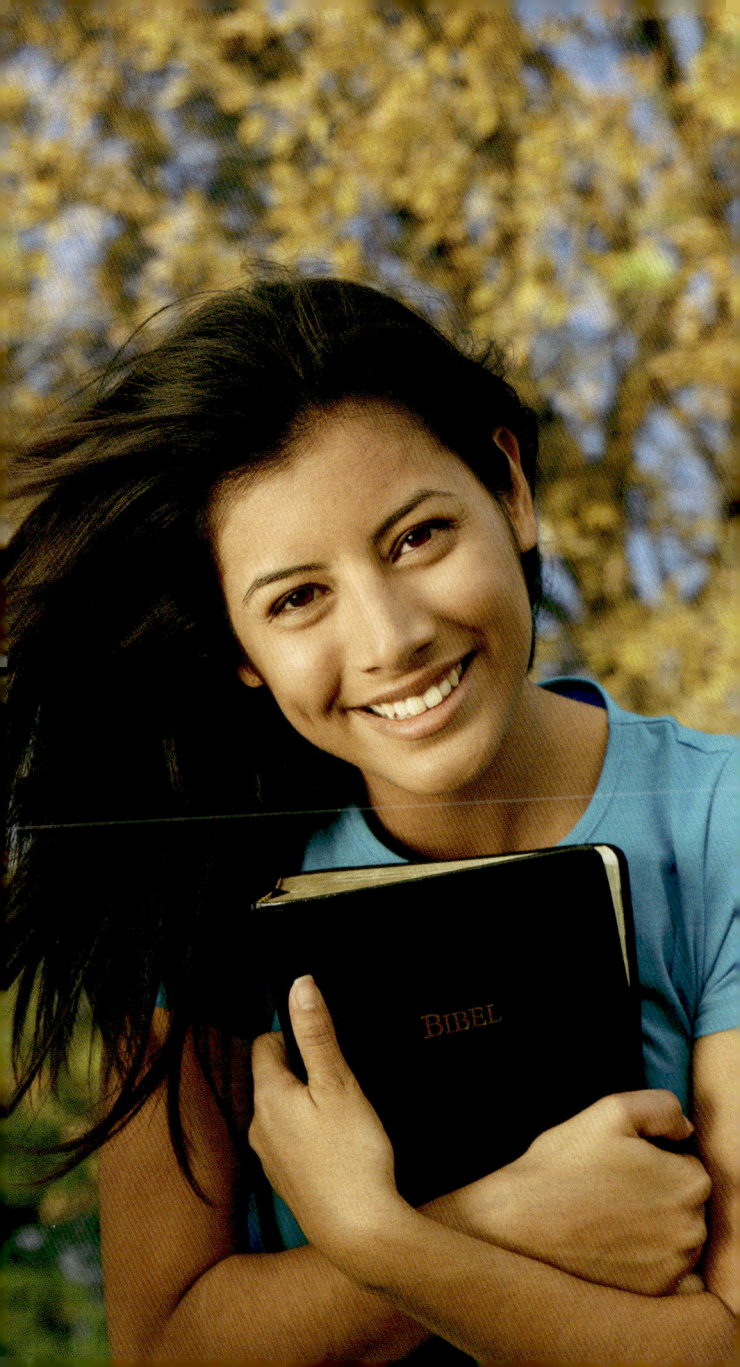

retten" (Vers 7). Weil er Gott vertraute, tat er genau das, was Gott angeordnet hatte, obschon die meisten Leute seiner Zeit das völlig verrückt fanden. Gehorsam befolgte Noah die konkreten Anweisungen Gottes. Weil er ihm vertraute, blieb er an seinem Wohnort und baute 120 Jahre lang an der Arche, obwohl in dieser ganzen Zeit kein Tropfen Regen fiel. Das ist Gottvertrauen!

Abraham erlebte etwas völlig anderes: „Durch den Glauben gehorchte Abraham, als Gott ihn aufforderte, seine Heimat zu verlassen und in ein anderes Land zu ziehen, das Gott ihm als Erbe geben würde. Er ging, ohne zu wissen, wohin ihn sein Weg führen würde" (Vers 8). Sein Glaube brachte ihn dazu, dass er die Sicherheit seiner Heimat verließ und sich ins Unbekannte wagte.

Das sind kontrastreiche Lebensgeschichten: Abel starb wegen seines Glaubens, aber Henoch überlebte durch den Glauben. Noah blieb, weil er glaubte, und Abraham riskierte eine Reise ins Unbekannte, weil er glaubte.

Sarah wurde mit 90 Jahren schwanger, aber einige Jahre später nahm Abraham ihren Sohn Isaak mit zu einer Reise zum Berg Moria, weil ihm Gott befohlen hatte, Isaak zu opfern. Dort ehrte Gott Abrahams Gottvertrauen und verschonte das Leben des Jungen. Derselbe Gott, der die Eltern gebeten hatte, ihm doch zu glauben, dass er ihnen ein Kind schenken werde, verlangte nun, dass sie ihm genauso glaubten, als er befahl, ihm dieses Kind zu opfern. Natürlich hatte Gott in seiner Voraussicht dafür gesorgt, dass ein Widder zur Stelle war. Er griff ein, damit der Junge am Leben blieb. Dadurch stellte er im Voraus bildhaft den späteren Opfertod Jesu dar und ebenso die wunderbare Erlösung eines jeden von uns, der durch Gottes Eingreifen aus den Klauen der Sünde und des Todes gerettet wird.

Wir finden noch einen anderen Gegensatz in Hebräer 11. Josef war Gott treu, obwohl seine Lebensumstände sehr schwierig waren. Gott ehrte diese Treue. Josef lebte mitten im Reichtum und Überfluss des ägyptischen Staates als Zeuge des wahren Gottes. Doch Mose erlebte genau das Gegenteil. Der Herr führte ihn aus Ägypten heraus. Er durchwanderte die Wüste und war voll und ganz auf Gottes Fürsorge angewiesen. Mose „zog es vor, mit dem Volk zu leiden, anstatt sich dem flüchtigen Vergnügen der Sünde hinzugeben. Er hielt die Leiden, die auch Christus auf sich nahm, für besseren Reichtum als die Schätze Ägyptens, denn er sah der großen Belohnung entgegen, die Gott ihm geben würde" (Verse 25,26). Josef glaubte und blieb in Ägypten. Mose glaubte auch, doch Gott forderte ihn auf, Ägypten zu verlassen. Weil Josef glaubte, wurde er reich, doch Mose wurde arm.

Glaube heißt, den Willen Gottes für mein Leben zu suchen, ob das nun der Tod ist wie bei Abel oder das Leben wie bei Henoch. Ob wir bleiben wie Noah oder gehen wie Abraham, ob wir wie Josef im Luxus des ägyptischen Reiches leben oder als heimatlose Wanderer in die Wüste geschickt werden wie Mose – der Glaube ist ein unerschütterliches Gottvertrauen.

In welcher Situation leben Sie gerade? Sind Sie mit einer lebensbedrohlichen Krankheit konfrontiert oder erfreuen Sie sich bester Gesundheit? Leben Sie froh und zufrieden in Ihrem Ort oder müssen Sie sich auf einen Umzug gefasst machen – und haben Angst davor? Geht es Ihnen finanziell gut oder müssen Sie kämpfen, damit Sie gerade mal die wichtigsten Raten zahlen können? Sind Sie in Ihrer Ehe glücklich oder ist Ihre Beziehung anstrengend und mühsam? Fühlen Sie sich Gott sehr nahe oder sehr fern? Wie auch immer Ihre Antwort ausfallen mag: Der Glaube ist weder von unseren Gefühlen noch von unserer aktuellen Lebenslage abhängig.

All diese Glaubenshelden, die in „Gottes Ruhmeshalle" sind und in Hebräer 11 geschildert werden, lebten in sehr unterschiedlichen Verhältnissen. Unser Gottvertrauen hängt nicht davon ab, was um uns herum geschieht. Vielmehr kommt es auf unsere Einstellung an. All diese Glaubensfürsten aus Hebräer 11 hatten etwas gemeinsam, was wie ein roter Faden ihre Erfahrung durchläuft: Sie vertrauten Gott.

Glaube heißt, Gott vertrauen,

- dass er uns stark macht, wenn wir schwach sind,
- dass er uns Hoffnung schenkt, wenn wir niedergeschlagen sind,
- dass er uns führt, wenn wir hin- und hergerissen sind,
- dass er uns Freude schenkt – auch mitten im Kummer,
- dass er uns Frieden gibt, wenn wir uns große Sorgen machen,
- dass er uns weise macht, obgleich wir weder ein noch aus wissen,
- dass er uns mutig macht, obwohl wir uns fürchten.

Wer Gott in allen Lebenslagen vertraut, kann eine positive Haltung bewahren, was immer geschieht, weil er sich auf den Einen verlässt, für den es keine Niederlage gibt. Genau diese vertrauensvolle Einstellung bringt unser Gehirn dazu Endorphine, auszuschütten, die positiven Stoffe, die unser Immunsystem stärken und die Heilung begünstigen

Die Quelle des Glaubens

Der Glaube ist nicht ein künstlich aufgeputschtes positives Denken oder ein selbst erzeugtes warmes Gefühl. Er ist keineswegs unsere menschliche Fähigkeit, uns selbst von etwas zu überzeugen. Hebräer 11,6 beschreibt die Quelle des echten Glaubens so: „Ihr seht also, dass es unmöglich ist, ohne Glauben Gott zu gefallen. Wer zu ihm kommen möchte, muss glauben, dass Gott existiert und dass er die, die ihn aufrichtig suchen, belohnt."

Die Quelle dieses Glaubens ist ein allmächtiger, allwissender und vollkommen liebevoller Gott. Eine Vertrauensbeziehung mit dem Herrn beginnt mit der Einsicht, dass er uns liebt und nur das Beste für uns im Sinn hat.

Unsere Einstellung hat also eine große Auswirkung auf unser Wohlbefinden. Nicht nur unser Lebensstil bestimmt über unseren Gesundheitszustand. Auch unsere Gefühlswelt spielt eine wichtige Rolle. Eine Studie, die Forscher der

Universität in Kansas durchführten, zeigt auf, dass positive Gefühle der entscheidende Faktor dafür sind, ob man körperlich gesund ist. Das gilt vor allem für arme Menschen. Mit anderen Worten: Wenn Sie gesund sein möchten, brauchen Sie eine positive Haltung, besonders wenn Sie in einer schwierigen Lebenslage stecken. Die Studie zeigt, dass positive Gefühle wie Freude und Zufriedenheit eindeutig mit einem besseren Gesundheitszustand zusammenhängen, selbst wenn es diesen Menschen an den nötigen Mitteln für ihre grundlegenden Bedürfnisse fehlt.

Carol Ryff, Professorin für Psychologie an der Universität von Wisconsin-Madison, schrieb: „Eine neue wissenschaftliche Richtung besagt, dass eine positive Haltung mehr als nur eine geistige Einstellung ist. Das ist eng verknüpft mit dem, was im Gehirn und im Körper geschieht." Ryff hat aufgezeigt, dass Menschen, mit einem besseren Wohlbefinden, ein niedrigeres Herzinfarkt-Risiko, niedrigere Werte von Stress-Hormonen und niedrigere Entzündungswerte aufweisen.[7]

Gott ist die Quelle aller positiven Gefühle. Der Glaube beeinflusst diese Emotionen und setzt im Körper heilende Kräfte frei. Glauben heißt, Gott in allen Lebensumständen zu vertrauen. Keine andere Einstellung macht derart lebendig und gesund.

Unseren Glauben stärken

Was machen Sie, wenn Ihr Glaube schwach ist? Vielleicht finden Sie es theoretisch richtig, dass der Glaube lebendig macht, aber Sie spüren, dass Sie ziemlich wenig Glauben haben. Es gibt eine gute Nachricht für Sie: Ihr Glaube ist größer, als Sie meinen! Ihr Problem ist nicht dass sie keinen Glauben haben, sondern diesen noch zu wenig trainiert und entwickelt haben.

In Römer 12,3 schreibt Paulus: „Messt euch daran, wie viel Glauben Gott euch geschenkt hat." Wenn wir uns bewusst dafür entscheiden, mit unserem liebevollen und allmächtigen

Gott in Verbindung zu treten und ihm zu vertrauen, wird er uns eine gute „Portion Glauben" schenken.

Der Glaube ist ein Geschenk Gottes. Je mehr wir dieses Geschenk anwenden, umso stärker wird es. Während wir lernen, Gott mitten in den Problemen und Herausforderungen unseres Lebens zu vertrauen, wächst unser Glaube. Manchmal sind die Augenblicke der schlimmsten Verzweiflung auch die Momente, in denen unser Glaube am meisten wächst.

Außerdem können wir unseren Glauben weiterentwickeln, indem wir über Gottes Wort nachdenken. Wenn die Wahrheiten der Bibel unser Denken ausfüllen, erlebt unser Glaube einen Wachstumsschub. Die Bibel bestätigt dieses göttliche Handeln im Römerbrief. Dort schreibt Paulus: „Und doch kommt der Glaube durch das Hören dieser Botschaft, die Botschaft aber kommt von Christus" (Römer 10,17).

Je mehr wir unser Denken mit biblischem Gedankengut nähren, desto größer wird unser Glaube. Gottes Wort vertreibt unsere Zweifel. Möchten Sie sich innerlich für Gott öffnen und vertrauensvoll seine Kraft empfangen? Wenn Sie eine neue Freundschaft mit Gott knüpfen möchten, eine Beziehung des Vertrauens, in der Sie sich zuversichtlich auf ihn verlassen, dann bitten Sie Gott darum, dass er Ihnen diesen Glauben schenkt. Dann können Sie selbst erleben, wie ein lebendiger Glaube Ihre Gesundheit fördert.

1. In David N. Elkins, „Spirituality", verfügbar unter: http://psychologytoday.com/articles/199909/spirituality.

2. Ebenda

3. Ebenda

4. Ebenda

5. Ebenda

6. Ebenda

7. Zitiert von Sharon Jayson, „Power of a Super Attitude", USA Today, 12. Okt. 2004, verfügbar unter: http://usatoday30.usatoday.com/news/health/2004-10-12-mind-body_x.htm.

Schlussfolgerungen

WAHRES GLÜCK UND WOHLBEFINDEN

Es gibt eine wunderbare Hoffnung!
Ergreifen Sie sie!

Im April 2013 feierte die Stadt St. Augustine im US-Bundesstaat Florida das 500. Jahr der Entdeckung des Jungbrunnens. Diese Quelle soll einer Legende zufolge jedem, der daraus trinkt oder in ihrem sprudelnden Wasser badet, Gesundheit und Lebenskraft verleihen. Im 16. Jahrhundert wurden im Zusammenhang mit den Reisen des spanischen Entdeckers Ponce de León auch Geschichten über heilende Quellen erzählt. In St. Augustine gibt es als Sehenswürdigkeit einen Jungbrunnen-Park[1], der dort errichtet wurde, wo gemäß der Überlieferung Ponce de León auf seiner Suche nach dem Jungbrunnen zum ersten Mal amerikanischen Boden betrat. Allerdings gibt es in seinen eigenen Schriften keinen Hinweis darauf, dass er solch eine Quelle gefunden hat.

Viele Schriftsteller haben den Jungbrunnen als Metapher in ihren Werken verwendet, und der amerikanische Medienkonzern Walt Disney hat das Thema in einigen seiner Produktionen verarbeitet.

Über Jahrtausende hinweg sind weltweit immer wieder Sagen über solch eine Quelle aufgetaucht, so zum Beispiel bei Herodot, in den Alexandergeschichten des Mittelalters und den Erzählungen über den Priesterkönig Johannes, einen mythischen Herrscher, der zwischen dem 12. und 17. Jahrhundert über ein großes Reich im östlichen Asien geherrscht haben soll. Ähnliche Legenden existierten auch unter den Ureinwohnern der Karibik. Sie erzählten von der heilenden Kraft einer Quelle auf der sagenhaften Insel Bimini.

Das Problem mit solchen Jungbrunnen ist allerdings, dass die Leute, die das „Wunderwasser" trinken oder darin baden, weiterhin alt und krank werden und schließlich sterben. Hunderttausende von Touristen haben im Laufe der Jahre den Jungbrunnen-Park in St. Augustine besucht, aber sie sind nicht merklich gesünder geworden.

Millionen von Menschen auf der ganzen Welt sind auf der Suche nach ihrem eigenen „Jungbrunnen", von dem sie sich ewige Jugend versprechen – sei es eine natürliche, überwiegend pflanzliche Ernährung, ein konsequentes Bewegungsprogramm, positives Denken oder eine Wundercreme gegen Falten. In jedem von uns steckt der Wunsch, ein langes, gesundes und glückliches Leben zu führen. Die Ratschläge in diesem Buch können uns tatsächlich helfen, unser Leben auszuschöpfen, unter Umständen sogar zu verlängern – aber sie werden uns nicht in den Stand versetzen, ewig zu leben.

Jüngste Forschungen im Zusammenhang mit Lebensstilfragen haben eindrucksvoll bestätigt, dass die Befolgung einiger grundlegender Gesundheitsprinzipien das Leben um sieben Jahre oder gar mehr verlängern kann. Doch wie viel ist das schon gemessen an der Menschheitsgeschichte?

Das führt uns zu einer der wichtigsten Fragen des Lebens: Gibt es eine Quelle ewiger Jugend, deren Wasser unsere innere Sehnsucht nach ewigem Leben stillen kann? Tief in unserem Inneren sehnen wir uns nach einem Heilmittel für das Siechtum, den Schmerz und die Sorgen, die uns bedrängen. Wir wünschen uns eine Lösung für Krankheiten, Katastrophen und Tod. Lassen Sie uns dieses Buch mit einer faszinierenden Entdeckungsreise zur wahren Quelle ewiger Jugend beschließen!

Die wahre Quelle des Lebens

In der glühenden Hitze eines Sommernachmittags vor rund zweitausend Jahren begegnete Jesus einer unglücklichen

Frau, die sich nach einem besseren Leben sehnte – obwohl sie verzweifelt versuchte, das zu verbergen. Ihre vielen Männerbeziehungen hatten sie unerfüllt gelassen und ihr geringes Selbstbewusstsein nur noch verschlechtert. Sie sehnte sich nach jemandem, der sie als Person schätzte, und hatte ihre Hoffnung nicht verloren, dass die Leere in ihrem Inneren gefüllt werden könnte. Dann begegnete sie Jesus. Er war anders als alle Männer, die sie je kennengelernt hatte. Er behandelte sie respektvoll, hörte ihr aufmerksam zu und redete freundlich mit ihr. Er schien alles über sie zu wissen, noch bevor sie es ihm erzählte. Dennoch nahm er sie an, ohne sie zu verurteilen. Im Laufe ihres Gespräches erkannte die Samaritanerin, dass Jesus der verheißene Messias war. Dort am Jakobsbrunnen sagte er ihr: „Wenn die Menschen dieses Wasser getrunken haben, werden sie schon nach kurzer Zeit wieder durstig. Wer aber von dem Wasser trinkt, das ich ihm geben werde, der wird niemals mehr Durst haben. Das Wasser, das ich ihm gebe, wird in ihm zu einer nie versiegenden Quelle, die unaufhörlich bis ins ewige Leben fließt." (Johannes 4,13–14) In Christus bot Gott der Frau an, von der wahren Quelle des Lebens zu trinken.

Jesus erfüllt unsere Bedürfnisse. Er reinigt. Und er schenkt ewiges Leben. Ersatzangebote und Täuschungen gibt es zuhauf, doch nur einen wahren Messias. Nur eine Person kann das tiefste Verlangen des menschlichen Herzens stillen und ewiges Leben geben.

Die religiösen Führer der Juden und die Menschenmassen, die ihren religiösen Formen verhaftet waren, lud Jesus ein: „Wenn jemand Durst hat, soll er zu mir kommen und trinken! Wer an mich glaubt, aus dessen Innerem werden Ströme lebendigen Wassers fließen." (Johannes 7,37-38) Wenn wir zu Jesus kommen, empfangen wir das ewige Leben als Geschenk. Der Himmel beginnt dann schon jetzt in unserem Herzen. Wir erhalten ungekannten Frieden, neue Kraft für unser tägliches Leben und neue Hoffnung für die Zukunft.

Für einen bibelgläubigen Christen ist der Tod keine lange Nacht ohne Morgen, kein dunkles Loch oder ein Tunnel, an dessen Ende es kein Licht gibt. Jesus stellte fest: „Habt keine Angst. Ihr vertraut auf Gott, nun vertraut auch auf mich! Es gibt viele Wohnungen im Haus meines Vaters, und ich gehe voraus, um euch einen Platz vorzubereiten. Wenn es nicht so wäre, hätte ich es euch dann so gesagt? Wenn dann alles bereit ist, werde ich kommen und euch holen, damit ihr immer bei mir seid, dort, wo ich bin." (Johannes 14,1-3)

Gott hat eine Lösung für das Problem der Krankheit und des Leides und für unsere Angst vor dem Altwerden. Eines Tages wird Jesus wiederkommen. Dann wird er unseren von Sünde und Schmerz vergifteten Planeten neu schaffen, sodass dieser wieder wie der Garten Eden wird. Gott wird einen neuen Himmel und eine neue Erde schaffen (siehe 2. Petrus 3,13). Krebs und Herzkrankheiten wird es dort nicht mehr geben; Rettungswagen und Krankenhäuser werden nicht mehr gebraucht, denn es wird keine Notfälle mehr geben, und es werden keine Krankheiten mehr zu behandeln sein.

Der Apostel Johannes beschrieb in der Offenbarung den Fluss mit dem Wasser des Lebens, den wahren Jungbrunnen: „Und der Engel zeigte mir einen reinen Fluss mit dem Wasser des Lebens, so klar wie Kristall, der vom Thron Gottes und des Lammes entspringt und in der Mitte der Hauptstraße hinabfließt. Auf beiden Seiten des Flusses ist je ein Baum des Lebens, der zwölf verschiedene Früchte trägt und jeden Monat eine neue Frucht hervorbringt. Die Blätter dienen zur Heilung der Völker. Nichts wird je wieder unter einem Fluch stehen. Denn der Thron Gottes und des Lammes wird dort sein, und seine Diener werden ihn anbeten." (Offenbarung 22,1–3) Das ist die Quelle ewiger Jugend! Die Offenbarung beschreibt ein wiederhergestelltes Paradies, eine neue Welt mit glücklichen, gesunden, heiligen Wesen. Auf dieser neuen Erde wird das Sehnen unseres Herzens erfüllt, unsere tiefsten Bedürfnisse werden befriedigt und der Hunger und Durst unserer Seele gestillt. Umgeben von der liebevollen Gegenwart Gottes werden wir in einer Welt der Liebe und des Friedens leben.

Der Himmel ist ein realer Ort

Der Himmel ist ein realer Ort für reale Menschen, keine unwirkliche Scheinwelt voller körperloser Geister. Jesus erklärte: „Glücklich sind die Friedfertigen, denn sie werden die ganze Erde besitzen." (Matthäus 5,5 Hfa) Der Apostel Petrus schrieb: „Wir aber erwarten den neuen Himmel und die neue Erde, die er versprochen hat. Dort wird Gottes Gerechtigkeit herrschen." (2. Petrus 3,13) Und im Blick über die Jahrhunderte bezeugte der Apostel Johannes mit prophetischer Einsicht: „Dann sah ich einen neuen Himmel und eine neue Erde, denn der alte Himmel und die alte Erde waren verschwunden." (Offenbarung 21,1)

Stellen Sie sich einmal folgende Szene vor: Die Erde wird von einer grünen Wiese bedeckt wie von einem Teppich. Blumen in unbeschreiblicher Zahl und Farbenpracht breiten sich in der Landschaft aus. Kristallklare Bäche winden sich durch die grünen Felder. Vögel singen fröhliche Lieder. Tiere aller Arten und Größe tollen im Sonnenlicht umher. Alles ist von Freude und Frieden erfüllt. Vom Herzen Gottes strömen Leben und Liebe, und alle Einwohner des neuen Gartens Eden jubeln in der Gegenwart Gottes.

Angesichts der alles umfassenden Liebe und Vergebung Gottes sind zerbrochene Beziehungen heil geworden. Es gibt keine Spannungen mehr, keine Schranken zwischen Menschen. Eintracht und Einheit haben Entfremdung und Trennung abgelöst. Vertrauen, Zugehörigkeit und Annahme nehmen den Platz von Misstrauen, Streit und Ablehnung ein.

Der Prophet Jesaja hat es wunderbar formuliert: „Auf meinem ganzen heiligen Berg wird niemand mehr etwas Böses tun oder Unheil stiften, denn wie das Wasser das Meer füllt, so wird die Erde mit der Erkenntnis des Herrn erfüllt sein."

(Jesaja 11,9) All unser Leid wird vergangen, unser Schmerz ganz geheilt sein. Wir werden körperlich, geistig, seelisch und geistlich völlig unversehrt und ganz sein.

Die Sünde hat uns von Gott und damit von der Quelle des Lebens getrennt. Die Folge ist, dass wir unter Sorgen und Angst, Krankheit und Gebrechen, Schuld und Verachtung, Bitterkeit und Zorn leiden. Doch wenn wir die Liebe, Gnade und Kraft annehmen, die uns Jesus anbietet, können wir nicht nur schon hier und jetzt ein erfülltes Leben führen, sondern auch einmal ewig mit ihm leben.

Wenn wir die Grundsätze befolgen, die Gott in jede Faser unseres Körpers eingraviert hat, können wir ein erfülltes Leben führen, so gut es in dieser von der Sünde entstellten Welt möglich ist. Dennoch bleiben die Folgen der Sünde bestehen. Es gibt genetische Faktoren und Umwelteinflüsse, über die wir keine Kontrolle haben, und es gibt immer noch Krankheiten. Auch wenn wir die Gesundheitsgebote des Schöpfers treu befolgen, altern wir, und der Tod lauert uns auf. Doch Menschen, die an Jesus glauben, haben die strahlende Hoffnung, dass eine bessere Zukunft kommt. Der Apostel Paulus nannte sie in seinem Brief an Titus die „selige Hoffnung" (Titus 2,13 LB) Die Hoffnung darauf, dass Jesus wiederkommt und wir die Ewigkeit mit ihm verbringen dürfen, macht uns froh, ermutigt uns und durchdringt unser ganzes Leben.

In Amerika, im US-Bundesstaat Michigan, lebte ein allgemein sehr geschätzter Mann, den alle unter dem Namen „Onkel Johnson" kannten. Er wurde 120 Jahre alt, was zum Teil auch auf seine zuversichtliche und fröhliche Einstellung zum Leben zurückzuführen war. Als er schon betagt war, arbeitete er eines Tages in seinem Garten und sang Loblieder. Sein Pastor kam vorbei und rief ihm über den Gartenzaun zu: „Onkel Johnson, du scheinst heute sehr glücklich zu sein."

„Ja", antwortete der alte Mann. „Ich habe gerade nachgedacht."

„Worüber hast du denn nachgedacht?"

„Darüber, dass, wenn die Krümel der Freude, die vom Tisch unseres Herrn auf diese Welt fallen, schon so gut sind, es kaum vorstellbar ist, wie die große Freude in der Herrlichkeit des Himmels sein wird! Ich kann Ihnen sagen, Herr Pastor, es wird genug für jeden sein und noch etwas übrigbleiben."

Der alte Mann hatte Recht. Die Freude, die wir hier erleben, ist nur ein schwacher Abglanz der überwältigenden Freude, die wir im Licht der unfassbaren Herrlichkeit Gottes erfahren werden. Die Hoffnung auf einen „neuen Himmel und eine neue Erde", die Gott uns versprochen hat, gibt uns den Mut, uns heute und morgen den Herausforderungen des Lebens zu stellen.

Der Apostel Paulus ermutigte die Gemeinde in Korinth mit folgenden wunderbaren Worten: „Ich sage euch ein Geheimnis: Wir werden nicht alle entschlafen, wir werden aber alle verwandelt werden, in einem Nu, in einem Augenblick, bei der letzten Posaune; denn posaunen wird es, und die Toten werden auferweckt werden, unvergänglich sein, und wir werden verwandelt werden. Denn dieses Vergängliche muss Unvergänglichkeit und dieses Sterbliche Unsterblichkeit anziehen." (1. Korinther 15,51-53 EB)

Der Begriff „das Sterbliche" bedeutet einfach, Krankheit, Verfall und Tod unterworfen zu sein. Das Wort „Unsterblichkeit" hingegen meint, davon nicht betroffen zu sein. Jesus selbst hat versprochen, wiederzukommen und unseren schwachen, krankheitsanfälligen Körper in einen herrlichen, unsterblichen zu verwandeln. Wir werden nie mehr krank werden.

Unsere kühnsten Träume werden übertroffen

Die Bibel ist voll von wunderbaren Versen, in denen Gott verspricht, dass er seinen Plan für unser völliges und umfassendes Wohlergehen zu Ende bringen wird (siehe Jesaja 33,24; 35,5-6) Dann werden wir in den Häusern wohnen, die wir selbst gebaut haben, und die Früchte der Weingärten essen, die wir selbst gepflanzt haben, und wir werden unserer Hände Arbeit genießen (siehe Jesaja 65,21-23). Mit einem neuen gesunden Körper voller Lebenskraft werden wir so leben, wie es von Anfang an, seit unserer Erschaffung, geplant war. Wir werden tiefe Erfüllung und Befriedigung darin finden, die Schaffenskraft, die uns Gott gegeben hat, einzusetzen, und werden unseren Horizont unbegrenzt erweitern. Wir werden die Geheimnisse des Universums erforschen und nie aufhören, über Gottes unvorstellbare Güte zu staunen.

Gott wird die Narben der Vergangenheit für immer aus unserer Seele verbannen. Verletzungen der Kindheit werden geheilt sein. Die niederschmetternden Schläge, die das Leben manchmal so unerwartet austeilt, werden im unendlichen Meer der Gnade Christi versunken sein. „Diejenigen, die vom Herrn erlöst wurden, werden zurückkehren und jubelnd nach Jerusalem kommen. Ihr Gesicht spiegelt unendliche Freude wider. Freude und Glück werden bei ihnen einkehren, Kummer und Seufzen aber werden vor ihnen fliehen." (Jesaja 35,10) In der Gegenwart Christi werden wir ewige Freude erleben.

Auch Sie können dieses Angebot annehmen. Durch Gottes Gnade und Kraft können Sie sich schon heute für die bestmögliche Gesundheit entscheiden und sich darauf vorbereiten, Ihrem Retter auf der neuen Erde in die Augen zu schauen und in alle Ewigkeit endloses Glück zu erfahren.

---

1 Fountain of Youth Archaeological Park

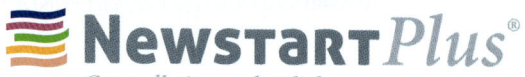

Newstart*Plus*®
Gesundheit ganzheitlich

Gesundheit, Glück und Wohlbefinden hängen nicht einfach vom Zufall oder von den Genen ab. Sie gründen auf dem Zusammenwirken verschiedener Faktoren und Prinzipien. Die meisten davon können wir aktiv und maßgeblich beeinflussen. **Newstart***Plus*, ein modernes, international bekanntes, wissenschaftlich bewährtes und ganzheitlich angelegtes Gesundheitskonzept, fasst sie anschaulich zusammen. Jeder einzelne Buchstabe von

Newstart*Plus* steht für ein Prinzip, das einen entscheidenden Einfluss auf Gesundheit, Glück und Lebensqualität hat.

Newstart*Plus* entfaltet seine volle Kraft im Zusammenwirken aller zwölf Prinzipien. In jeder Ausgabe beleuchtet »Leben und Gesundheit« eines davon.

Newstart*Plus* lädt Sie ein, neu zu starten und das Plus für Ihr Leben zu entdecken.

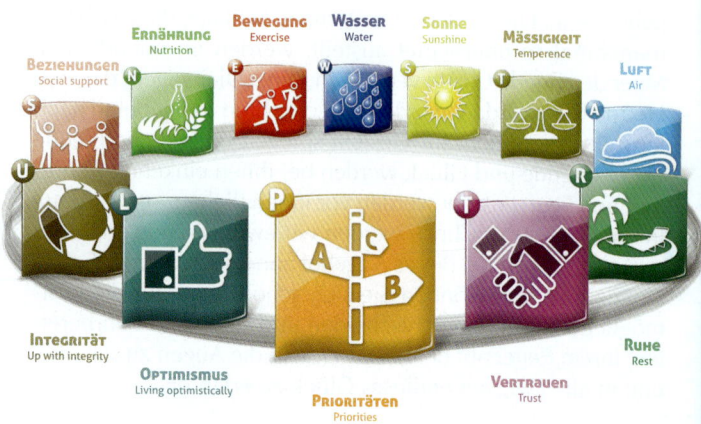

Was bedeutet **Newstart***Plus* und was versteckt sich hinter diesem Akronym?

(Ein Akronym ist ein Wort, bei dem jeder Buchstabe für einen Begriff steht.)

Newstart*Plus* fasst 12 elementare Prinzipien eines gesunden Lebensstils zusammen. Es beschreibt jedoch auch eine Grundhaltung, die einen gesunden Lebensstil auszeichnet, nämlich die Offenheit, Neues zu lernen und einen Neustart zu wagen. Das geschieht nicht auf einmal und nicht ein für alle Mal, sondern im Verlauf des ganzen Lebens immer wieder in Schritten und Etappen. Dazu ist *Leben und Gesundheit* ein kompetenter Begleiter, der systematisch informiert, kontinuierlich motiviert und nachhaltig zu einem ganzheitlich gesunden Lebensstil führt.

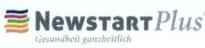

Leben & Gesundheit

Das Magazin für ganzheitliche Gesundheit

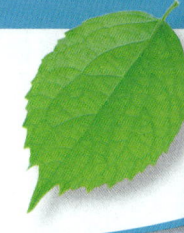

natürlich glücklich

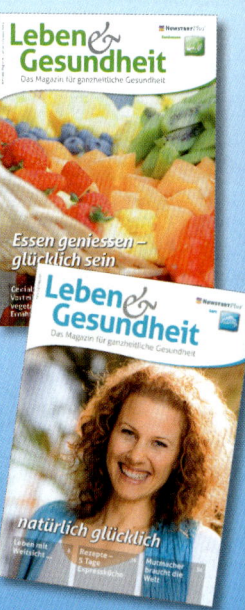

 ausgerichtet an **Newstart***Plus*, dem weltweit erfolgreichen Konzept für ganzheitliche Gesundheit

 Jede Ausgabe enthält Schwerpunktbeiträge zu einem der 12 Newstart-Plus Prinzipien.

 verschiedene Rubriken wie: Fokus Krankheit, Körperwunder, Staunen und Entdecken, Fitness, Rezepte, Heilkräuter, Ehe und Familie, Erziehung, Preisrätsel, Interview und vieles mehr

zweimonatliches Erscheinen, Umfang 52 Seiten, hochwertiges Papier, klimaneutrale Herstellung

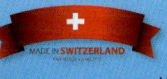 Schweizer Qualität mit Gehalt und Vielfalt seit 1929!

lug-mag.com

Jetzt Abo bestellen!

Für Deutschland und die Schweiz: Leben & Gesundheit | Aboservice | Leissigenstrasse 17 | CH-3704 Krattigen | +41 33 654 10 65 (vormittags)

r **Österreich:** Top Life Center | Aboservice | Pragerstrasse 287 | A-1210 Wien | +43 1 229 4000

HEILKRÄFTE
Die *Top Life*-Praxishandbücher

Top Life

Leben & Gesundheit

ELLEN G. WHITE

JULIÁN MELGOSA

J. D. PAMPLONA-ROGER

J. D. PAMPLONA-ROGER

J. D. PAMPLONA-ROGER

HEILKRÄFTE DES GLAUBENS

HEILKRÄFTE FÜR SEELE UND GEIST

HEILKRÄFTE FÜR DEN KÖRPER

HEILKRÄFTE DER PFLANZEN

HEILKRÄFTE DER NAHRUNG

Top Life

Top Life

Top Life

Top Life

Top Life

HEILKRÄFTE
DER NAHRUNG

Ein Praxishandbuch
J.D. PAMPLONA-ROGER

Jorge D. Pamplona-Roger

Top Life – Heilkräfte der Nahrung

Die Nahrung, die wir zu uns nehmen, beeinflusst mehr als alles andere unsere Gesundheit und unser Wohlbefinden. Einige Nahrungsmittel können Krankheiten verursachen, andere sind dagegen wirksame Präventions- und Heilmittel.

Eine Übersicht über die Heilwirkung von rund 140 Lebensmitteln ermöglicht die richtige Wahl bei über 90 verschiedenen Krankheitsbildern. Dieses Buch öffnet den Blick für die heilenden Kräfte unserer Nahrungsmittel und lässt sie uns mit noch mehr Freude genießen.

Gb., 384 S., 20,5 x 27 cm

Jorge D. Pamplona-Roger

Top Life – Heilkräfte der Pflanzen

Die Pflanzenwelt ist eine natürliche Apotheke. Blätter, Blüten und Wurzeln von Pflanzen bilden bis heute die Grundstoffe für unzählige Heilmittel bzw. Medikamente und spielen bei vielen Therapien eine zentrale Rolle.

Dieses kompakte Handbuch stellt anschaulich und leicht verständlich rund 200 Heilpflanzen vor. Es beschreibt nicht nur ihre spezifischen Wirkungen auf bestimmte Krankheiten und Leiden, sondern zeigt auch sinnvolle und praktische Anwendungen für Prävention und Therapie. Gb., 384 S., 20,5 x 27 cm

DVD zum Pflanzenband

Die DVD zu *Heilkräfte der Pflanzen*. Index der Pflanzen (inkl. lateinische Fachbegriffe) und der Krankheiten und 11 Anwendungsvideos aus dem Buch.

Jorge D. Pamplona-Roger

Top Life – Heilkräfte für den Körper

Dr. J. D. Pamplona-Roger hebt den außergewöhnlichen Wert des menschl. Körpers hervor, indem er alle Körperteile und Organe anschaulich beschreibt und fachmännischen Rat erteilt, wie dieser Organismus gesund bleiben und in Form gehalten werden kann. Dieses Buch ist ein Strategieplan für eine gesunde Lebensweise, die vielen Menschen zu deutlich mehr Freude und Lebensqualität verhelfen wird.

Gb., 336 S., 20,5 x 27 cm

Julián Melgosa

Top Life – Heilkräfte für Seele und Geist

Dr. Julián Melgosa liefert mit diesem Handbuch praktische Instrumente für den Umgang mit den Herausforderungen des Lebens, die uns nicht selten als unlösbar erscheinen. Die verschiedenen Krisenbereiche werden vom anerkannten Fachmann mit wissenschaftlicher Klarheit und in allgemein verständlicher Sprache analysiert. Er zeigt wertvolle Selbsthilfetechniken, professionelle psychotherapeutische Strategien und eine Vielzahl an einfachen und natürlichen Behandlungsmethoden auf. Dieses populärwissenschaftliche Buch macht es möglich, sich selbst und andere besser zu verstehen und einen aktiven Beitrag zur Lösung von seelischen Problemen und Lebenskrisen leisten zu können.

Gb., 336 S., 20,5 x 27 cm

Ellen G. White

Top Life – Heilkräfte des Glaubens

Die *Heilkräfte des Glaubens* sind wichtige Faktoren für Gesundheit und Lebensqualität. Die Botschaft der Liebe wirkt auch heute noch Wunder. Hier wird das Leben Jesu nach den vier Evangelien nacherzählt. Viele Bilder und Zusatzinformationen erschließen das Thema für den interessierten Leser. Gb., 336 S., 20,5 x 27 cm

Bezugsadressen:

Österreich	Deutschland	Schweiz
Top Life Wegweiser-Verlag	**Advent-Verlag**	**Advent-Verlag**
1210 Wien, Prager Straße 287	21337 Lüneburg, Pulverweg 6	CH-3704 Krattigen, Leissigenstr.17
www.toplife-center.com	www.adventist-media.de	www.advent-verlag.ch
info@toplife-center.com	info@advent-verlag.de	info@advent-verlag.ch

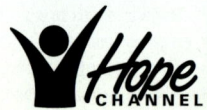

HOPE Channel –
am Leben interessiert

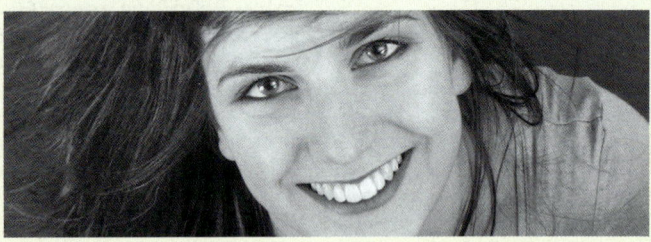

Der christliche Radio- und TV-Sender

Mit einem breiten Programmangebot vermittelt der HOPE Channel seinen
Zuschauern und Hörern Hoffnung und Lebenssinn. Ziel ist, mit relevanten
Themen Lebenshilfe zu leisten und auf verständliche und zeitgemäße Weise
zur persönlichen Beschäftigung mit Gott und der Bibel anzuregen.

HOPE Channel Radio und TV empfangen Sie per Satellit oder über Internet:
www.hope-channel.de

Viele Sendungen können jederzeit in der Mediathek angeschaut werden:
www.hope-channel.de/mediathek

Bestellen Sie das kostenlose Programmheft bei unserem Zuschauerservice
unter der Nummer **01803 – 46 33 68 64**.

(z. Zt. 0,09 €/min aus dem Festnetz der T-Com, Mobilfunkhöchstpreis: 0,42 €/min)

www.hope-channel.de